Frühkindlich Hirngeschädigte als Erwachsene

Herausgegeben von

Prof. em. Dr. sc. med.
Alphons Herbst,
Rostock

Prof. Dr. sc. nat.
Hans-Dieter Rösler,
Rostock

Frühkindlich Hirngeschädigte als Erwachsene

Ergebnisse von Nachuntersuchungen

Mit Beiträgen von

A. Haiduk, A. Herbst, G. Richter,
H.-D. Rösler, Ch. Thaut, P. Wruck

Mit 8 Abbildungen und 39 Tabellen

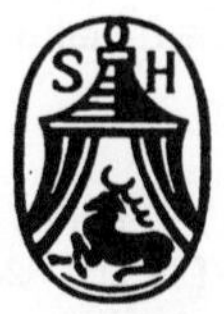

S. Hirzel Verlag Leipzig 1987

Distributed by
Springer Verlag Wien – New York

ISBN-13: 978-3-211-95838-4 e-ISBN-13: 978-3-7091-9530-7
DOI: 10.1007/978-3-7091-9530-7

Herbst, Alphons:
Frühkindlich Hirngeschädigte als Erwachsene
A. Herbst; H.-D. Rösler. – 2. Aufl. – Leipzig:
Hirzel, 1987. – (Psychiatrie, Neurologie und
medizinische Psychologie: Beiheft 36)
NE: Rösler, H.-D.; GT

Beiheft 36 zur Zeitschrift
Psychiatrie, Neurologie und medizinische
Psychologie
Chefredakteur: Prof. Dr. H. A. F. Schulze, Berlin

VLN 267 · 245/15/87 · 2185
2. Auflage
Lektor: Dr. Rüdiger Thiele

Gesamtherstellung: INTERDRUCK
Graphischer Großbetrieb Leipzig,
Betrieb der ausgezeichneten Qualitätsarbeit, III/18/97

Inhaltsverzeichnis

Mitarbeiterverzeichnis

Haiduk, Anita, MR Dr. med., Abteilung für Psychiatrie der Nervenklinik des Bereiches Medizin der Wilhelm-Pieck-Universität, 2500 Rostock (DDR)

Herbst, Alphons, Prof. em. Dr. sc. med., Abteilung für Psychiatrie der Nervenklinik des Bereiches Medizin der Wilhelm-Pieck-Universität, 2500 Rostock (DDR)

Richter, Gabriele, Dr. phil. Dipl.-Psych., Abteilung für Psychiatrie der Nervenklinik des Bereiches Medizin der Wilhelm-Pieck-Universtität, 2500 Rostock (DDR)

Rösler, Hans-Dieter, Prof. Dr. sc. nat. Dipl.-Psych., Lehrstuhl für Klinische Psychologie, Abt. Kinderneuropsychiatrie der Nervenklinik des Bereiches Medizin der Wilhelm-Pieck-Universität, 2500 Rostock (DDR)

Thaut, Christel, Dr. phil. Dipl.-Psych., Abteilung für Psychiatrie der Nervenklinik des Bereiches Medizin der Wilhelm-Pieck-Universität, 2500 Rostock (DDR)

Wruck, Peter, Dr. med., Abteilung für Psychiatrie der Nervenklinik des Bereiches Medizin der Wilhelm-Pieck-Universität, 2500 Rostock (DDR)

Vorwort

Seit drei Jahrzehnten ist in der Nervenheilkunde ein zunehmendes Interesse an den neurologischen und psychopathologischen Folgezuständen der frühkindlichen Hirnschädigung zu verzeichnen. Es verbindet die Neuropsychiatrie des Kindes- und Jugendalters mit der des Erwachsenenalters: muß erstere bei kindlichen Enzephalopathen die Prognose stellen, so hat letztere bei erwachsenen Patienten oft eine frühkindliche Hirnschädigung als anamnestischen Befund zu bewerten. Deshalb wurde im damaligen Forschungsprojekt „Defektives Kind" auch Spätfolgen nachgegangen, womit die vorher an Schülern durchgeführten psychologischen Untersuchungen zur Entwicklung hirngeschädigter Kinder (*Göllnitz* und *Rösler* 1975) fortgesetzt werden konnten.

Hier wird nun ein Bericht über die Ergebnisse von Katamnesen an 230 kinderneuropsychiatrischen Patienten vorgelegt, bei denen während der stationären Behandlung eine frühkindliche Hirnschädigung festgestellt worden war. Nach ihrem Intelligenzgrad in 3 Gruppen unterteilt (normal, leicht- und mittelgradig retardiert), wurden sie 10 Jahre nach der Entlassung von Nervenärzten und klinischen Psychologen im Hinblick auf ihren körperlichen, psychischen und sozialen Status nachuntersucht. Die jungerwachsenen Enzephalopathen wiesen unterschiedliche Rückbildungstendenzen der neurologischen Symptomatik, der geistigen Behinderungen und insgesamt eine erschwerte Integration in die Gesellschaft auf. Hieraus werden Schlußfolgerungen für die Sozialisation Hirngeschädigter gezogen, die um so aktueller sind, als deren Zahl mit der allgemein gestiegenen Lebenserwartung im Erwachsenenalter zunehmen wird.

An den Nachuntersuchungen waren außer den Autoren noch weitere Kollegen beteiligt, die bei der Erhebung und Auswertung der Daten mitgeholfen haben: Diplom-Lehrer *H. Engel*, Dr. med. *H. Jaster*, Dr. med. *D. Loebe*, Dr. med. *G. Haensch*, Dr. sc. phil. *D. Roether*. Ihnen sei dafür an dieser Stelle ebenso herzlich gedankt wie dem S. Hirzel Verlag für die Drucklegung des Gesamtberichtes.

Rostock, im Oktober 1984

A. Herbst *H.-D. Rösler*

Vorwort zur 2. Auflage

Da der Bericht unmittelbar nach seinem Erscheinen schon vergriffen war, haben wir uns zu einem raschen unveränderten Nachdruck entschlossen. Wir danken den Lesern für ihr Interesse und dem S. Hirzel Verlag für sein Entgegenkommen.

Rostock, im Juli 1986

A. Herbst *H.-D. Rösler*

1. Psychische Folgezustände frühkindlicher Hirnschäden im Erwachsenenalter

A. Herbst und *H.-D. Rösler*

1.1. Das chronische hirnorganische Psychosyndrom im Kindesalter

1.1.1. Symptomatik

Der Terminus „frühkindliche Hirnschädigung" stellt nach *Göllnitz* und *Meyer-Probst* (1975) „einen Sammelbegriff für ätiologisch, zeitlich und pathologisch-anatomisch verschiedenartige Schäden des ZNS während seiner Entwicklung" dar. Hierunter werden alle exogenen Einwirkungen im prä-, peri- und postnatalen Zeitraum verstanden, die im engeren Sinne zwischen dem 6. Schwangerschaftsmonat und dem Ende des 1. Lebensjahres (*Lempp* 1964), im weiteren Sinne zwischen dem Beginn der primären Organogenese (15. bis 75. Tag nach der Befruchtung) bis zum 6. Lebensjahr (*Göllnitz* 1968) die Hirnentwicklung beeinträchtigt haben. Ihre neurologischen und psychopathologischen Folgeerscheinungen werden hingegen als „Enzephalopathie" bezeichnet. Sie lassen sich nach dem Schweregrad in 3 Gruppen unterteilen: (1) mit zerebralen Lähmungen, (2) mit geistigen Behinderungen, (3) mit diskreten neurologischen und psychopathologischen Veränderungen ohne wesentliche motorische und intellektuelle Ausfälle.

Für Folgezustände der dritten Gruppe, d. h. einer leichten frühkindlichen Hirnschädigung oder MBD (Minimal Brain Damage), sind die Bezeichnungen „chronisches hirnorganisches psychisches Achsensyndrom" (*Göllnitz* 1954) bzw. „frühkindliches exogenes Psychosyndrom" (*Lempp* 1964) eingeführt worden. Sie beschreiben jedoch die psychophysischen Besonderheiten jeder Enzephalopathie, wie sie ohne auffällige motorische oder geistige Störungen, aber auch in Kombination mit diesen zu finden sind. *Göllnitz* (1981) unterteilt sie in eine unspezifische vegetative Symptomatik (wie z. B. Reizabhängigkeit, vasomotorische Störungen), spezifische hirnorganische Symptomatik (gesteigerte Ermüdbarkeit, Konzentrationsschwäche u. ä.) und in ein hirnlokales Kolorit (Stammhirnsymptomatik, Agnosie, Dyslexie u. a. sog. Teilleistungsstörungen).

Für die Diagnose einer frühkindlichen Hirnschädigung werden gewöhnlich die Anamnese, der neurologische Befund, Schädel- und Handskelett-Radiogramme als Parameter des Körperwachstums, das Elektroenzephalogramm, bei besonderer Indikationsstellung auch das Computertomogramm[1]) sowie der Liquor cerebrospinalis und außerdem immer der psychische Befund herangezogen. Erst das Vorhandensein von mindestens 3 somatischen Hirnschadenkriterien rechtfertigt die Diagnose, und nur aufgrund von psychischen Auffälligkeiten sollte sie nicht gestellt werden. Sonst kommt es zu dem reinen Funktionsbegriff einer „minimalen cerebralen Dysfunktion" (MCD), die dann ursächlich nicht mehr sicher auf Hirnläsionen bezogen werden kann.

Die Zuordnung der Enzephalopathie zu engumschriebenen Hirnschadenzeichen bedeutet natürlich nicht, daß alle nachgewiesenen prä-, peri- und postnatalen Einzelrisiken in jedem Fall eine frühkindliche Hirnschädigung mit somatischen und psychischen Folgen bedingen. *Göllnitz* (1981) weist darauf hin, daß um so sicherer mit einer Enzephalopathie zu rechnen ist, je mehr Einzelrisiken nachweisbar und außerdem mit ungünstigen Milieubedingungen vergesellschaftet sind. Doch gilt für die Prognose, daß selbst in

[1]) Seit das CT 1976 in die radiologische Diagnostik eingeführt wurde, hat es zunehmend das vorher gebräuchliche Pneumenzephalogramm (PEG) abgelöst. Als nichtinvasive Methode bildet es wie dieses die Liquorräume ab, außerdem aber auch das Gehirn, so daß die Lokalisation des abgebildeten Schadens sicherer ist.

einem guten Milieu die Dekompensationsbereitschaft des hirngeschädigten Kindes auch in späteren Jahren unter besonderen Belastungen höher als bei einem hirngesunden bleiben kann.

1.1.2. Leistungsfähigkeit und Sozialverhalten

Die klinischen Erfahrungen mit hirngeschädigten Kindern sind durch viele vergleichende Untersuchungen zu hirngesunden erhärtet und differenziert (*Wewetzer* 1959, *Müller-Küppers* 1969, *Scholtz* 1972, *Göllnitz* und *Rösler* 1975, *Gwerder* 1976, *Kurth* 1978) sowie in ihren Auswirkungen auf die Schulbewährung dargestellt worden (*Berger* 1977, *Friedrich* 1980). Selbst bei Parallelisierung nach der globalen Intelligenzleistung zeigten sich dann im Querschnitt Minderungen der psychischen Leistungsfähigkeit durch motorische Entwicklungsrückstände, Konzentrationsschwäche, schlechtere Figur-Grund-Differenzierung bei der Wahrnehmung und langsamere Lernvorgänge. Die Persönlichkeitsentwicklung ist darüber hinaus durch erhöhte Testwerte für emotionale Labilität (Neurotizismus) in der Selbst- wie Fremdeinschätzung und größere Diskrepanzen zwischen Selbst- und Fremdbild beeinträchtigt (*Thaut* 1975, *Rösler* und *Schmidt* 1980). Im Längsschnitt läßt sich dann eine Verlangsamung der intellektuellen Entwicklung mit leicht sinkendem Intelligenzquotienten, Verschlechterung der Schulleistungen, die unter den intellektuellen Möglichkeiten bleiben, und eine Zunahme von Verhaltensauffälligkeiten bis zum Jugendalter nachweisen.

Es nimmt deshalb nicht wunder, daß sich Hinweise auf eine frühkindliche Hirnschädigung gehäuft bei leistungs- und verhaltensauffälligen Kindern finden. *Klosinsky*, *Lempp* und *Müller-Küppers* (1972) fanden sie unter schulschwierigen Kindern in kinderneuropsychiatrischer Behandlung bei 37% der Mädchen und 43% der Knaben, *Nissen* (1974) berichtete über sie bei kinderneuropsychiatrischen Patienten zu 30 bis 40%, was mit den Erfahrungen in Magdeburg (29% bei Verhaltensgestörten, *Klepel* und *Koch* 1975) und Rostock (38% bei stationären Patienten aller Diagnosen im Verlaufe von 10 Jahren, *Rösler* et al. 1980) übereinstimmt. Selbst bei Kindern mit milieureaktiven Verhaltensauffälligkeiten oder Neurosen fand *Lempp* (1964) zu 42% noch 2 und mehr Hinweiszeichen gegenüber 18% bei einer unausgelesenen Kontrollgruppe.

Das führte zu der Formulierung einer besonderen Milieuanfälligkeit (*Göllnitz* 1961) bzw. Neurosegefährdung (*Lempp* 1964) des hirngeschädigten Kindes, das infolge seiner hirnorganischen Beeinträchtigung unter ungünstigen Umwelteinwirkungen leichter dekompensiert, seine Umwelt auch „anders" sieht und daher empfindlicher auf deren Unausgeglichenheit reagiert, was dadurch noch verschlimmert wird, daß die Erzieher auf das „Anderssein" meist unangemessen reagieren, vor allem solange die Hirnschädigung nicht bekannt ist. Die Verhaltensauffälligkeiten des hirngeschädigten Kindes sind also nicht direkte Folge der organischen Schädigung, sondern psychosoziale Bedingungen wirken als Vermittler zwischen organischer Schädigung und psychopathologischem Erscheinungsbild.

Die frühkindliche Hirnschädigung ist so der häufigste anamnestische Befund bei psychisch gestörten Kindern, und meist tritt er in Kombination mit Milieuschäden auf. Läßt sich das auch für psychisch gestörte Erwachsene sagen, d. h., gibt es psychische Folgezustände frühkindlicher Hirnschäden noch im Erwachsenenalter?

1.2. Hirnorganische Befunde bei psychisch auffälligen Erwachsenen

1.2.1. Geistig Behinderte

Bei Erwachsenen sind aus zwei Gründen weniger anamnestische Hinweise auf eine frühe Hirnschädigung als bei Kindern zu erwarten. Zum einen sind sie hier schwerer zu ermitteln, da die Patienten selbst über Schwangerschaft, Geburt und Erkrankungen in der frühen Kindheit schlechter Auskunft geben können als ihre Eltern. Zum anderen können die diffusen frühen Schädigungen im Laufe des weiteren Hirnwachstums ausgeglichen worden sein, so daß kaum noch neurologische und psychopathologische Folgezustände zu erkennen sind, die Anlaß zum Nachfragen geben.

Am häufigsten werden hirnorganische Befunde bei Oligophrenen erhoben, deren geistige Behinderung ja spätestens im Schulalter erkannt worden ist, wenn sich auch die Ätiologie nicht immer genau ermiteln läßt. Mit gestiegenem Interesse an der frühkindlichen Hirnschädigung und den diagnostischen Möglichkeiten des Nachweises auch ihrer leichten Formen ist sie in den letzten 30 Jahren bei geistig Behinderten aller Grade immer häufiger gefunden worden. So berichtet *Perry* (1965) aufgrund landesweiter Statistiken in den USA von 40% geistig Retardierten mit nachweisbaren Hirnschadenzeichen im Jahre 1949 gegenüber 61% im Jahre 1961. Umgekehrt verzeichnen *Tarjan* et al. (1973) eine Abnahme der in ihrer Klinik diagnostizierten soziokulturellen Retardierungen ohne neurologische Zeichen von 48% in den Jahren 1949 bis 1951 auf 6% im Zeitraum 1966 bis 1968.

Mit dem Schweregrad der geistigen Behinderung nehmen die organischen Ursachen zu. *Kushlick* und *Cox* (1973) ermitteln sie bei leichter Retardierung zu 51% gegenüber 74% bei der schweren, und *Cooper* et al. (1979) geben 33% bei einem IQ über 50 und 67% darunter an. Läßt man jedoch die Fälle mit Down-Syndrom und anderen genetischen Aberrationen außer acht, finden sich prä-, peri- und postnatale Risiken bei leichter und schwerer Retardierung in etwa gleicher Häufigkeit. *Costeff* et al. (1983) geben dann hierfür jeweils 54% an und widersprechen damit der Ansicht, daß eine leichte geistige Retardierung vorwiegend „kulturell-familiär" und nicht pathologischer Natur sei.

1.2.2. Neuropsychiatrische Patienten

Bei Erwachsenen mit anderen neuropsychiatrischen Diagnosen ist dagegen weniger und erst in letzter Zeit auch auf eine frühkindliche Hirnschädigung als mögliche Mitursache des Krankheitbildes geachtet worden. *Kinge* (1977) berichtet, daß im Rahmen einer epidemiologischen Untersuchung in Norwegen keine Veränderung des Anteils von Enzephalopathen an der Gesamtbevölkerung vom Schulalter bis zum 30. Lebensjahr registriert werden konnte: er betrug jeweils 7,9%. Das läßt an ein Persistieren von frühkindlichen Hirnschadenfolgen denken. *Huffmann* (1974) rechnet sogar damit, daß sie oft erst bei erhöhten Anforderungen im Erwachsenenleben erkannt werden. Wie sehen hierzu die Ergebnisse empirischer Erhebungen aus?

Vogel (1975) fand bei nahezu 2000 stationär behandelten psychiatrischen Patienten ohne Intelligenzminderung nur in 4,3% Anhalte für eine frühkindliche Hirnschädigung in der AMP-Dokumentation. Das liegt noch unter der Erwartung von 7 bis 8% in der Bevölkerung, doch betont er, daß die entsprechenden Daten nicht nur von den Patienten selbst schwer zu erfassen, sondern auch wegen mangelnden Interesses der Untersucher gar nicht oder nur lückenhaft erhoben worden sind. Innerhalb seines Krankengutes war die anamnestische Belastung unterschiedlich: nicht vorhanden bei involutiven und senilen Erkrankungen (0%), gering bei affektiven Psychosen (1,7%), etwa gleich bei Neurosen (3,7%) und Psychosen (4,3%), am höchsten bei den sog. anderen Diagnosen (7,2%), wahrscheinlich infolge der hier einbezogenen Epileptiker.

Andere Untersucher haben teils entgegengesetzte, teils übereinstimmende Befunde erhoben. Uneinheitlich sind sie hinsichtlich der senilen Erkrankungen. *Huffmann* (1974) erwartet sogar ein vorzeitiges Altern der frühkindlich Hirngeschädigten, was durch *Neumann* und *Seidel* (1976) bekräftigt wird. Sie stellten bei einem größeren geriatrischen Krankengut auffallend viele Hinweise für perinatale Schäden fest und folgern, daß bis dahin kompensierte frühe Hirnschäden erst bei zusätzlichen Noxen, wie einer Arteriosklerose der Hirngefäße, klinisch manifest werden können. Demgegenüber fand *Roether* (1982) unter 100 neuropsychiatrischen Patienten, bei denen ein Pneumenenzephalogramm zur diagnostischen Klärung durchgeführt worden war, anamnestische Hirnschadenzeichen nur zu 19% und diese gleichmäßig auf die drei Untergruppen – mit gesichertem hirnorganischem Abbau, nur mit neurologischem Befund, funktionelle Störung ohne Befund – verteilt. Demnach bestände für Patienten mit anamnestischen Hinweisen auf eine frühkindliche Hirnschädigung keine höhere Wahrscheinlichkeit für einen frühzeitigen Abbauprozeß als für neurologische oder funktionelle Erkrankungen.

Auch bezüglich der Neurosen liegen unterschiedliche Angaben vor. *Seidler* (1985) gibt für die von ihm psychotherapeutisch behandelten primär psychisch fehlentwickelten Adoleszenten (91 Patienten von 17 bis 23 Jahren) bei etwa einem Drittel (33 Patienten) frühkindliche Hirnschäden an, die aber den Therapieerfolg nicht beeinträchtigen. Hier konnten allerdings noch die Eltern befragt werden. Wo nur die Patienten anamnestische Angaben machen, werden weniger Hirnschäden erfragt. So ermittelte *Bernt* (1980) bei 70 Patienten, die wegen neurasthenischer Erschöpfungszustände und funktioneller Beschwerden zur Psychodiagnostik bzw. -therapie überwiesen worden waren, zu 10% Hirnschadenrisiken, jedoch auch bei 70 Kontrollpersonen gleichen Alters, Geschlechts und Berufs zu 9%.

Einheitlich sind dagegen die retrospektiven Angaben zur Schizophrenie. Hier sind von verschiedenen Untersuchern gehäuft Geburtskomplikationen und niedrigere Geburtsgewichte bei den Erkrankten im Vergleich zu ihren gesunden Geschwistern gesichert worden (*Lane* und *Albee* 1966, *Stabenau* und *Pollin* 1967, *Mednik* 1970, *Woerner* et al. 1971, 1973). Bei schizophrenen Kindern und Jugendlichen beziffert sie *Lempp* (1973) auf zwei Drittel. In seiner Theorie der Schizophrenie geht er deshalb davon aus, daß der Aufbau des Realitätsbezuges durch frühkindlich erworbene Hirnschäden leichten Grades beeinträchtigt werden kann.

So lassen sich die bisherigen anamnestischen Erhebungen an psychisch erkrankten Erwachsenen dahingehend zusammenfassen, daß bei ihnen zwar die Häufung von Hinweisen auf frühkindliche Hirnschäden nicht so auffällig wie bei solchen Patienten im Kindesalter ist, daß aber die Mitbeteiligung von Folgezuständen nach frühkindlicher Hirnschädigung bei der Manifestation psychischer Störungen im Erwachsenenalter auch nicht völlig ausgeschlossen werden kann. Zur weiteren Klärung dieser Frage sind deshalb Patienten gleicher Diagnose, aber unterschiedlichen Hirnschadenrisikos miteinander verglichen worden.

In der schon zitierten Erhebung von *Vogel* (1975) wurde zu jedem psychiatrischen Patienten mit Hinweisen auf eine frühkindliche Hirnschädigung aus derselben Diagnosegruppe ein Kontrollfall gleichen Alters und Geschlechts ohne Hinweiszeichen gesucht. Der Vergleich von 53 solchen Paaren ergab bei den Hirngeschädigten häufiger psychische Störungen schon im Kindes- und Jugendalter, öfter chronische Verläufe und seltener volle Remissionen der im Erwachsenenalter behandelten Krankheit. Ähnlich hat *Roether* (1982) 19 Patienten ihrer neuropsychiatrischen Stichprobe, die anamnestische Hirnschadenzeichen boten, mit 19 Kontrollpatienten derselben Diagnosen, gleichen Alters, Geschlechts und Berufs verglichen. In der testpsychologischen Untersuchung kreuzten die ersteren mehr körperliche und psychische Beschwerden im Fragebogen an, erzielten aber gleiche Merk-, Tempo-, Lern- und verbale Intelligenzleistungen. Nur die Teilstichprobe mit gesichertem hirnorganischem Abbau ($n = 7$) erzielte hier schlechtere Ergebnisse.

Günther et al. (1980) untersuchten die Lernfähigkeit in Abhängigkeit vom subjektiven Gesundheitszustand im mittleren und höheren Erwachsenenalter an Herzinfarktdispensaire- und Kurpatienten sowie Teilnehmern von Fortbildungskursen, insgesamt 120 Männern normaler Intelligenz. Sie ermitteln 24 Probanden mit 3 oder 4 anamnestischen Hirnschadenzeichen. Im Vergleich zu den Probanden ohne solche hatten sie eine geringere berufliche Qualifikation erreicht. Wurden sie nur mit 24 Kontrollpartnern gleicher Qualifikation verglichen, erzielten sie dennoch schlechtere Intelligenzleistungen, benötigten sie mehr Zeit beim Lerntraining, äußerten sie dabei ein schlechteres Befinden und machten sie mehr Angaben über allgemeine Gesundheitsstörungen, besonders zu kardio- und zerebrovaskulären Beschwerden.

Demnach läßt sich über erwachsene Patienten mit Hinweisen auf eine Enzephalopathie sagen, daß sie in ihrer psychischen Leistungsfähigkeit zwar nicht mehr so deutlich wie im Kindesalter hinter den Hirngesunden zurück-, aber immer noch darin beeinträchtigt bleiben; daß sie emotional labiler sind und sich gesundheitlich weniger wohl fühlen; daß sich psychische Krankheiten bei ihnen früher manifestieren und diese prognostisch ungünstiger verlaufen als bei Patienten gleicher Diagnose ohne Anhalt für eine frühkindliche Hirnschädigung.

1.2.3. Straffällige

Frühkindlich Hirngeschädigte sind unter straffällig gewordenen Personen überrepräsentiert. Schon *Healy* und *Bronner* (1936) fanden neurologische Hinweise für eine leichte frühe Hirnschädigung bei Delinquenten häufiger als bei ihren nicht straffälligen Geschwistern. Rund 18% aller nach Fürsorgeerziehung für unerziehbar erklärten Minderjährigen, die *Stutte* (1958) untersuchte, zeigten Wesensauffälligkeiten auf dem Boden organischer Hirnveränderungen und endokriner Störungen. Sie schienen ein Bedingungsfaktor zu sein. Unter straffälligen Jugendlichen zwischen 12 und 20 Jahren stellte sie *Lempp* (1964) insgesamt zu 37% fest, doch wies er auf deren abnehmende Häufigkeit mit steigendem Alter hin: bei Delinquenten unter 14 Jahren betrug sie 65%, bei solchen über 16 Jahren nur noch 16%. Er spricht deshalb von einer Reifungskriminalität der frühkindlich Hirngeschädigten, die in der Pubertät psychosozial labiler als Hirngesunde werden und sich danach wieder stabilisieren können.

Diese Interpretation wird durch Erhebungen aus dem Arbeitskreis von *Szewczyk* (1974) bestätigt. Unter 300 begutachteten Jugendlichen und heranwachsenden Straftätern wiesen 22% einen frühkindlichen Hirnschaden auf, dessen Häufigkeit kontinuierlich von 32% bei den 14- bis 15jährigen auf 12% bei den 21- bis 25jährigen abnahm. Bei 367 weiterhin begutachteten erwachsenen Tätern über 25 Jahren ließ er sich nur noch in 3,2% der Fälle nachweisen. Der Anteil Hirngeschädigter variiert weiterhin mit der Art des Deliktes. Unter 70 Brandstiftern aller Altersgruppen z. B. betrug er nur 17%, unter 23 Mördern bis zu 17 Jahren dagegen 61%, bei 78 erwachsenen Kindesmördern und -tötern noch 21%.

Ähnlich sind neuere Erfahrungen. In der Rostocker Universitäts-Nervenklinik fanden sich unter 126 begutachteten Straftätern von 14 bis über 65 Jahren 4,8% mit objektivierbarer frühkindlicher Hirnschädigung (*Weicker* und *Lehnert* 1983). Ihr Anteil steigt in einer Population von 276 erwachsenen Tätern, bei denen eine schwerwiegend abnorme psychische Entwicklung der Persönlichkeit mit Krankheitswert vorlag, auf 15,2% (*Friemert* 1986).

In der Diskussion solcher und weiterer Befunde weist *Szewczyk* (1982) darauf hin, daß die hirngeschädigten Straffälligen zu zwei Dritteln, d. h. in etwa gleicher Häufigkeit wie die nicht hirngeschädigten, aus auffälligen Familienverhältnissen stammen. Das bestätigt zunächst die größere Milieuanfälligkeit des Hirngeschädigten, kann aber auch bedeuten, daß Hirnschäden in ungünstigen sozialen Verhältnissen öfter eintreten bzw. psychopathologisch manifest werden. Auf diese zweite Möglichkeit haben *Schlange* et al. (1975) nach ihren Erhebungen über die unterschiedliche Häufigkeit frühkindlicher Hirnschäden in den sozialen Klassen der BRD hingewiesen. Angesichts dieser Verflechtungen kann die frühkindliche Hirnschädigung nicht alleinige Ursache der Straffälligkeit eines Enzephalopathen sein, sondern eher eine Mitursache im biopsychosozialen Bedingungsgefüge. Sie bedeutet immer eine Disposition für die leichtere Dekompensierbarkeit in einer aktuellen Konfliktsituation. Wenn dann noch die Aneignung der Normen des gesellschaftlichen Zusammenlebens durch ungünstige Sozialisationsbedingungen erschwert ist, kann es besonders bei dem Versuch der Verselbständigung im Jugendalter zu kriminellen Entgleisungen und auch später noch leichter zu Straftaten im Affekt kommen als bei Hirngesunden unter ähnlichen äußeren Umständen.

1.3. Katamnesen frühkindlich Hirngeschädigter im Erwachsenenalter

1.3.1. Schädel-Hirn-Traumatiker

Bisher gibt es kaum Nachuntersuchungen, die sich ausschließlich auf frühkindlich hirngeschädigte Kinder beschränken und diese bis ins Erwachsenenalter verfolgt haben. Meistens handelt es sich dabei um kinderneuropsychiatrische Patienten mit Diagnosen, denen die frühkindliche Hirnschädigung zugrunde liegt.

Mit einem Schädel-Hirn-Trauma ist nun zwar die Hirnläsion eindeutig belegt, doch werden deren Folgezustände in der Regel nicht nach den im frühen und späteren Kindesalter erlittenen Traumen getrennt betrachtet. Die repräsentativste Langzeitkontrolle ist hierzu von *Kleinpeter* (1971, 1975, 1979) durchgeführt worden. Sie hat 224 Unfallkinder in 8 bis 15 Jahren nach der Erstversorgung mehrfach untersucht, bei der letzten Etappe waren 103 der Patienten schon über 20 Jahre alt. Von allen Nachuntersuchten boten dann 40% ein hirnorganisches Psychosyndrom, das aber 10 Jahre vorher noch bei 74% aufgefallen war. 19% waren bei einem IQ unter 80 nicht normalschulfähig geworden, und von allen Schulabgängern hatten nur 64% den Abschluß der Normalschule erreicht. 75% der Schulabgänger waren voll berufstätig, 29% hatten keine Berufsausbildung. Auffällig hoch war mit 12,1% der Anteil straffällig Gewordener.

Verhaltensauffälligkeiten im Sinn des Psychosyndroms, geistige Retardierung und Straffälligkeit nehmen mit dem Schweregrad des Schädel-Hirn-Traumas an Häufigkeit zu. Mit steigendem Unfallalter sinkt die Zahl der Retardierten und steigt jene der Verhaltensauffälligen.

Die Abhängigkeit der psychischen Unfallfolgen von der Schwere des Traumas ist auch von anderen Untersuchern an kleineren Gruppen nach kürzeren Beobachtungszeiten bestätigt worden. *Brink* u. a. (1970) fanden die 1 bis 7 Jahre nach schweren Schädelhirnverletzungen feststellbaren Intelligenzminderungen ihrer 47 Patienten positiv mit der Bewußtlosigkeitsdauer und negativ mit dem Unfallalter korreliert. Ebenso konnten *Lange-Cosack* und *Tepfer* (1973) den Zusammenhang zwischen Dauer der Bewußtlosigkeit und Intelligenzminderung bei 36 Kindern nach 2 bis 11 Jahren bestätigen.

Aus alledem wird deutlich, daß eine umschriebene Hirnläsion im frühen Kindesalter die weitere Sozialisation nachhaltig komplizieren und bei einem Teil bleibende psychische Behinderungen zeitigen kann.

1.3.2. Geistig Behinderte

Bei primär geistig behinderten Kindern ist hingegen eine zugrunde liegende Hirnschädigung nur mehr oder weniger wahrscheinlich, und die Berichte über Nachuntersuchungen an ehemaligen Hilfsschülern oder kinderpsychiatrisch betreuten Oligophrenen enthalten keine ätiologischen Angaben. Allenfalls werden die Milieuverhältnisse differenziert.

Solche Katamnesen belegen zum einen intellektuelle Veränderungen bis ins Erwachsenenalter. Der Wechsel des einmal bestimmten Intelligenzquotienten ist dabei ebenso häufig wie seine Konstanz. Dabei überwiegen die Verbesserungen, so daß die Grenzen der Klassifizierung nach Retardierungsgraden öfter über- als unterschritten werden.

Bei mittelgradig Oligophrenen (Imbezillen) sind diese Veränderungen seltener und im Ausmaß geringer als bei leichtgradigen (Debilen). Doch hatten auch 10% der von *Wald* (1983) verfolgten mittelgradig Retardierten nach 10 Jahren den IQ von 51 überschritten und waren nun als leichtgradig retardiert zu klassifizieren. Von debilen Ausgangsgruppen haben sogar 20 bis 30% der später Erwachsenen Intelligenzquotienten im Normalbereich (über 85) erzielt (*Fairbank* 1933, *Charles* 1953, *Chorus* 1968, *Raidiboim* 1973, *Svendsen* 1982, 1983). Infolgedessen korrelieren die Test-Retestwerte bei Imbezillen höher miteinander ($r = 0{,}89$ nach 10 Jahren; *Wald* 1983) als bei Debilen ($r = 0{,}40$ nach 16 Jahren; *Svendsen* 1983). Die positiven Veränderungen sind vor allem bei den aus schlechten sozialen Verhältnissen stammenden Probanden beobachtet worden (*Clarke* und *Clarke* 1954, *Baller* et al. 1967, *Svendsen* 1982, 1983), die ihr entwicklungshemmendes Kindheitsmilieu als junge Erwachsene verlassen oder überwunden hatten.

Zum anderen weisen Follow-up-Studien eine lebenslange soziale Entwicklung geistig Behinderter aller Grade aus. *Eyman* und *Arndt* (1982) konnten zeigen, daß ihr adaptives Verhalten mit gewissen Schwankungen bis ins mittlere Erwachsenenalter zunimmt, besonders bei den in der Gemeinde lebenden, während die in Institutionen untergebrachten darin geringe Fortschritte machen und schon vom jüngeren Erwachsenenalter an auf einem Plateau bleiben.

Insgesamt sinkt der mittlere Adaptationswert mit dem Schweregrad der Retardierung nach der IQ-Klassifikation, doch ist innerhalb der mittelgradig Retardierten das Gelingen einer Ausgliederung aus der Institution mehr vom sozialen Adaptationswert als vom IQ aus vorherzusagen (*Thiel* 1981). Mit Einführung der unterrichtslosen Förderung im Kindes- und Jugendalter hat sich ihre Prognose wesentlich verbessert, so daß die meisten Imbezillen als Erwachsene nicht mehr in Institutionen leben. Aus der von *Wald* (1983) untersuchten polnischen Stichprobe verblieben dort nur noch 18%.

Leichtgradig Retardierte bieten sogar eine relativ gute Lebensbewährung, wie die Übersicht von *Hennig* (1981) über neuere Untersuchungen zur Sozialintegration Oligophrener ausweist. In Beruf, Familie und Freizeit können sie bei globaler Betrachtung nahezu unauffällig erscheinen. Erst im Vergleich zu normalintelligenten Kontrollgruppen gleichen Alters, Geschlechts und sozialen Hintergrundes bleiben sie dann als Erwachsene hinsichtlich ihrer beruflichen Qualifikation und Tätigkeit, Freizeitinteressen, gesellschaftlichen Aktivität und Familiengründung etwas zurück, was z. B. *Klauer* (1963) und *Richardson* (1978) zeigen konnten. Auffällig ist ihre erhöhte Kriminalität (*Baller* 1936, *Charles* 1953, *Klauer* 1963, *Dober* und *Hennig* 1977), die wie bei den frühkindlich Hirngeschädigten mehr im Jugend- und weniger im Erwachsenenalter auftritt (*Baller* 1939). Umgekehrt ist die Debilität wie auch die frühkindliche Hirnschädigung bei jugendlichen Kriminellen überrepräsentiert (*Staak* 1968 beziffert sie hier mit 26,5%). Imbezille werden hingegen vermutlich infolge der bei ihnen notwendigen Beaufsichtigung kaum straffällig. Die Parallelität von leichter geistiger Retardierung und frühkindlicher Hirnschädigung bei der Straffälligkeit läßt nun daran denken, daß vor allem diese und weniger die Intelligenzminderung an sich das Risiko für kriminelle Handlungen erhöht, was sich dann auch bei Hirngeschädigten normaler Intelligenz zeigen müßte.

1.3.3. Verhaltensauffällige

Sofern normal intelligente Kinder neuropsychiatrisch behandelt werden, überwiegen Verhaltensstörungen im Erscheinungsbild und Hirnschäden in der Anamnese. Katamnesen von solchen ehemaligen kinderneuropsychiatrischen Patienten im Erwachsenenalter ergeben im Vergleich zur Bevölkerung wie zu gesunden Kontrollgruppen öfter psychische Krankheiten, soziale Schwierigkeiten und Beeinträchtigungen des allgemeinen Gesundheitszustandes (*Robins* 1966, *Mellsop* 1972, *Otto* und *Otto* 1978, *Klipcera* 1980). Ihre Prognose wird jedoch nicht nur durch frühkindliche Hirnschäden, sondern auch von Milieuschäden belastet, die bei ihnen ebenfalls oft zu finden sind.

Bei hyperkinetischen Kindern, die wegen ihrer störenden Bewegungsunruhe oft medikamentös behandelt werden und längere Zeit in ärztlicher Kontrolle bleiben, stehen jedoch Hirnschadenfolgen im Vordergrund des Erscheinungsbildes. Die motorische Unruhe gehört ja zur unspezifischen Symptomatik des chronischen hirnorganischen psychischen Achsensyndroms. Nach aktographischen Messungen von *Kaspar* et al. (1971) ist diese Hyperaktivität besonders bei gebundener Beschäftigung und weniger in freien Spielsituationen zu beobachten, so daß die Hirnschädigung hier die Kontrolle der Interaktion mit der Umwelt beeinträchtigt. Doch gibt es auch hyperaktive Kinder ohne faßbare neurologische Zeichen (*Taylor* 1981) und Überlappungen zwischen hyperaktiven und unerzogenen Kindern (*Stewart* et al. 1981). Besonders die aggressive Unruhe ist oft eine Fehlsozialisationsfolge (*Paternite* et al. 1976). Was wird nun aus hyperkinetischen Kindern?

Werden erwachsene psychiatrische Patienten, die anamnestische Angaben über Hyperkinesen im Kindesalter machen, mit Kontrollpatienten gleichen Alters, Geschlechts und Einkommens ohne solche Anamnese verglichen, so unterscheiden sie sich von diesen durch geringeren Schul- bzw. Berufsabschluß und eine höhere Kriminalität (*Morrison* 1980). Da sie aber meist eine schlechtere soziale Herkunft aufweisen, wird eine Kombination von Hirn- und Milieuschaden die Unterschiede bedingt haben. Das dürfte auch für die Ergebnisse von Nachuntersuchungen gelten. *Menkes* et al. (1967) sahen 11 von 18 Patienten nach 20 Jahren wieder und stellten bei allen neurologische Abweichungen fest, 3 waren noch hyperaktiv und 8 psychisch erkrankt. Ähnlich fanden *Mendelson* et al. (1971) 83 hyperaktive Jugendliche 2 bis 5 Jahre später nur zur Hälfte deutlich gebessert, Kriminalität und psychiatrische Erkrankungen waren erhöht, jeder Vierte zeigte ein geringes Selbstbewußtsein. Auch *Huessy* et al. (1973) sahen von 84 medikamentös behandelten unruhigen Kindern 8 bis 10 Jahre später nur 21% gebessert. Schulversagen, Hospitalisierung und Straffälligkeit waren bei den 9- bis 24jährigen öfter als erwartet. Eine besonders sorgfältige Studie ist von *Weiss* et al. (1979) an 75 hyperaktiven, nicht medikamentös behandelten im Vergleich zu 45 unauffälligen Kontrollkindern nach 10 bis 12 Jahren durchgeführt worden. Die ehemals motorisch unruhigen Probanden hatten 1 Jahr Schulrückstand, waren als Jugendliche, doch noch nicht als Erwachsene öfter straffällig geworden, zeigten ein geringeres Selbstbewußtsein und eine größere Impulsivität. Im Kindesalter festgestellte Auffälligkeiten im EEG hatten sich dagegen zurückgebildet. Von ihren Lehrern waren sie durchweg ungünstiger beurteilt worden, nicht aber von ihren Arbeitgebern, was den experimentellen Befund von *Kaspar* et al. (1981) empirisch bekräftigt, daß die motorische Unruhe besonders in prüfungsähnlichen Situationen auftritt.

An verhaltensgestörten kinderneuropsychiatrischen Patienten mit klinisch gesicherter frühkindlicher Hirnschädigung liegt nach unserer Kenntnis bisher nur eine Nachuntersuchung durch *Ott* et al. (1982) vor. Von 90 stationär behandelten Kindern normaler Intelligenz unter Ausschluß der Epileptiker und Zerebralparetiker konnten nach 5 bis 9 Jahren Angaben über die soziale Entwicklung eingeholt werden. 63% hatten sich angepaßt entwickelt, 20% vorübergehende Schwierigkeiten bereitet, und bei 17% lagen erhebliche und anhaltende Abweichungen von der sozialen Norm vor. 30% waren straffällig geworden (gegenüber 1,4% der 14- bis 18jährigen in der DDR 1968). Prognostisch ungünstige Faktoren waren eine späte stationäre Aufnahme, männliches Geschlecht, städtisches Milieu, ungünstige Erziehungssituation und unterdurchschnittliche Intelligenz.

Aus dem gleichen Arbeitskreis konnte dann *Kursawe* (1982) zeigen, daß die Straffälligkeit hirngeschädigter Jugendlicher aller Intelligenzgrade nach der forensischen Begutachtung bis zu 24 Jahren abnahm, während die von schwachsinnigen Tätern ohne nachweisbare Hirnschädigung noch etwas anstieg, da sie öfter Mitläufer in kriminellen Gruppen waren. Hier wurde ihre Intelligenzminderung zu einem spezifischen kriminogenen Faktor.

Kehren wir nach dieser Literaturübersicht zu unserer Ausgangsfrage zurück, ob es noch psychische Folgezustände frühkindlicher Hirnschäden im Erwachsenenalter gibt, so müssen wir sie insgesamt bejahen, die Antwort jedoch spezifizieren:

(1) Die neurologischen und psychopathologischen Symptome des chronischen hirnorganischen Psychosyndroms sind dann bei weitem

nicht mehr so deutlich ausgeprägt wie im Kindesalter.

(2) Doch hat die im Kindes- und Jugendalter voll wirksame hirnorganisch bedingte Leistungsminderung zu Rückständen in der schulischen und beruflichen Entwicklung geführt, die bis zum Erwachsenenalter nicht mehr völlig aufgeholt werden und so mittelbar die soziale Einordnung des Enzephalopathen erschweren.

(3) Darüber hinaus scheint auch dann noch eine verringerte psychophysische Belastbarkeit zu bestehen, die ihn bei hereditärer wie peristatischer Belastung eher und nachhaltiger dekompensieren läßt.

2. Problemstellung und Durchführung der Untersuchungen

A. Haiduk und *H.-D. Rösler*

2.1. Fragestellung

Die Sichtung der Literatur zu Erhebungen an psychisch auffälligen Erwachsenen mit mehr oder weniger deutlichen Hinweisen auf eine frühkindliche Hirnschädigung in der Anamnese einerseits und zu Nachuntersuchungen an ehemals psychisch auffälligen Kindern unterschiedlichen Hirnschadenrisikos andererseits hat gezeigt, daß mit einer Enzephalopathie auch bei Erwachsenen noch zu rechnen ist. Diese Spätfolgen der frühkindlichen Hirnschädigung sind je nach deren Schweregrad und der mitbetroffenen Intelligenz unterschiedlich zu erwarten.

Enzephalopathen fallen schon im normalen intellektuellen Bereich durch Lern- und Verhaltensschwierigkeiten, motorische und konzentrative Behinderung bei etwas verlangsamtem geistigem Entwicklungstempo auf. Ob und wie weit sich dieses hirnorganische Psychosyndrom bei Erwachsenen dann zurückgebildet hat, ist immer noch eine offene Frage, da es hierzu kaum Nachuntersuchungen gibt. Diese deuten auf eine erschwerte soziale Eingliederung von Enzephalopathen hin, ohne allerdings deren Hirnschädigung mit neurologischen Kriterien immer hinreichend belegen zu können.

Im Bereich der leichtgradigen geistigen Retardierung lassen klinische Erfahrungen und Nachuntersuchungen einen Teil der als debil diagnostizierten kinderneuropsychiatrischen Patienten im Erwachsenenalter in einem besseren intellektuellen, sozialen oder körperlichen Status erscheinen, als bei der Annahme eines irreversiblen Defektes zu erwarten war. Solche Fälle werden deshalb für diagnostische Irrtümer gehalten, die durch Nichtberücksichtigung ungünstiger äußerer Entwicklungsbedingungen entstanden sind. Die hierzu bisher mitgeteilten katamnestischen Untersuchungen haben jedoch bei ihren Probanden die ätiologischen Bedingungen nicht kontrolliert oder in der Interpretation berücksichtigt.

Bei mittelgradig geistig Retardierten ist angesichts ihrer gestiegenen Lebenserwartung die Eingliederung in die Gesellschaft zu einer bedeutenden Aufgabe der medizinischen, pädagogischen und sozialen Rehabilitation geworden. Bislang gibt es aber nur vereinzelte Studien, in denen die Entwicklung Imbeziller über das Kindes- und Jugendalter hinaus verfolgt worden ist.

Liegen also überhaupt nur wenige Langzeitkontrollen an wahrscheinlich früh hirngeschädigten Kindern vor, die ihre somatische, psychische oder soziale Entwicklung bis ins Erwachsenenalter hinein verfolgt haben, so gar keine, die alle drei Bereiche bei den gleichen Probanden erfassen und darüber hinaus solche unterschiedlichen Intelligenzgrades vergleichen konnten. Deshalb erschien es uns notwendig, von einer ätiologisch relativ homogenen Kindergruppe mit klinisch gesicherter frühkindlicher Hirnschädigung auszugehen und Enzephalopathen normaler, leicht- und mittelgradig retardierter Intelligenz hinsichtlich ihres somatischen psychischen und sozialen Status als Erwachsene nachzuuntersuchen.

Damit werden zwei Ziele verfolgt. Zum einen erwarten wir Aufschluß über die Prognose der Enzephalopathie, um Eltern, Erziehern und den jugendlichen Patienten sagen zu können, welche Symptome mit der weiteren Entwicklung zurückgehen dürften und mit welchen auch noch oder erst im Erwachsenenalter zu rechnen ist. Zum anderen möchten wir Hinweise für ihre medizinische Behandlung und sonderpädagogische Förderung zur Vermeidung von Spätfolgen und Verbesserung der sozialen Eingliederung ableiten.

2.2. Stichprobe

Die Ausgangsgruppe bilden ehemalige Patienten der Abteilung für Kinderneuropsychiatrie der Universitätsnervenklinik Rostock, die in den

Jahren 1958 bis 1969 unter den verschiedensten neurologischen und psychiatrischen Diagnosen bei Vorliegen einer frühkindlichen Hirnschädigung stationär behandelt worden waren. Ausgeschlossen wurden lediglich Kinder mit zerebralen Lähmungen und mit hochgradiger geistiger Retardierung. Als Hirnschadenkriterien galten: einschlägige Anamnese, auffälliger neurologischer Befund, motorischer Rückstand, chronisches hirnorganisches psychisches Achsensyndrom, röntgenologisch gesicherte Verzögerung in der Entwicklung des Handskeletts und Auffälligkeiten des Schädels, nicht altersgerechtes oder pathologisches EEG, auffälliges PEG (das CT wurde erst 1972 erfunden).

Die damaligen Enzephalopathen wurden in den Jahren 1972 bis 1976 in drei Gruppen (Normalintelligente, Debile, Imbezille) und Etappen zu einer ambulanten Nachuntersuchung in die Abteilung für Psychiatrie der gleichen Klinik bestellt. Von den insgesamt 695 inzwischen erwachsenen Personen konnten 607 angeschrieben werden. Es erschienen 230 (= 38%) zur ärztlichen und psychologischen Kontrolle. Sie waren als Kinder zur Feststellung der Bildungsfähigkeit, Abklärung von Verhaltensauffälligkeiten und Behandlung neurologischer Erkrankungen, vor allem von Anfallsleiden, eingewiesen worden (Tab. 1). Zur Zeit der Nachuntersuchung

Tab. 1: Einweisungsgründe bei der stationären Erstuntersuchung der 230 nachuntersuchten Patienten in %

Feststellung der Bildungs- und Schulfähigkeit	36
Anfallsleiden, neurologische Erkrankung	26
Kindliche Fehlhaltungen	14
Erziehungsschwierigkeiten	13
Sprachstörungen	7
Kinderfehler	3
Forensische Fragestellung	1

wiesen sie die in Tabelle 2 aufgeführte Zusammensetzung nach Geschlecht, Alter und Intelligenzgrad auf. Das Überwiegen des männlichen Geschlechts entspricht der größeren Zahl hirngeschädigter Knaben im Ausgangsmaterial. Die Einteilung in drei Gruppen wurde anhand der klinischen Diagnosen Debilität bzw. Imbezillität vorgenommen, was in der Abgrenzung zu dem in dieser Hinsicht unauffälligen Normalbereich Überschneidungen in den Intelligenzquotienten mit sich bringt.

Ein solcher Untersuchungsansatz setzt die interdisziplinäre Zusammenarbeit von Nervenärzten und klinischen Psychologen voraus. Sie war seinerzeit im medizinischen Forschungsprojekt „Defektives Kind" und ist jetzt in der Forschungsrichtung „Hirngeschädigte Kinder" gegeben, in deren Rahmen die Erhebungen nach folgendem Ablaufplan durchgeführt wurden:

Tab. 2: Untersuchungsgruppen

	Hirngeschädigte		
	Normale	Debile	Imbezille
	Bearbeiter		
	G. Richter	*Ch. Thaut*	*P. Wruck*
Anzahl (n)	96	71	63
Männer	62	47	34
Frauen	34	24	29
Alter ($\bar{x}$)			
Untersuchung I	12	11	8
II	22	20	22
IQ (V)			
Untersuchung I	119–70	89–60	59–20

- Durchsehen des kinderneuropsychiatrischen Patientenregisters, Aussondern der frühkindlich Hirngeschädigten, Einteilung in Normalintelligente, Debile und Imbezille;
- Auswerten der Krankengeschichten dieser Patienten anhand der Befunddokumentation I (s. Tab. 3);
- Bestellen der ehemaligen Patienten zur ambulanten Nachuntersuchung und deren Durchführung anhand der Befunddokumentation II (s. Tab. 4);
- Vergleich der zur Nachuntersuchung erschienenen Probanden mit den nicht erschienenen anhand der Befunddokumentation I zur Prüfung von Ausleseeffekten;
- Vergleich der Befunde I und II bei den Nachuntersuchten;
- Bezugsetzung der somatischen, psychischen und sozialen Befunde II zu den ätiologischen und soziologischen Daten der Erhebungen I und II.

Die statistische Auswertung wurde in Zusammenarbeit mit dem Rechenzentrum der Wilhelm-Pieck-Universität Rostock durchgeführt und von Dipl.-Lehrerin *H. Engel*, wissenschaftliche Mitarbeiterin für mathematische Statistik an der Nervenklinik, wesentlich unterstützt. Ihr sei an dieser Stelle dafür herzlich gedankt.

Tab. 3: Befunddokumentation I (stationäre Aufnahme im Kindesalter)

1 Laufende Nummer des Patienten
2 Aufnahmealter
3 Einweisungsgrund

Anamnese

4 Häusliche Verhältnisse
5 Unvollständige Familie
6 Familiäre Belastung mit psychiatrischen Erkrankungen
7 Familiäre Belastung mit anderen Krankheiten und Auffälligkeiten
8 Zur Zeit ausgeübter Beruf des Vaters
9 Zur Zeit ausgeübter Beruf der Mutter
10 Kinderzahl in der Familie einschließlich Stiefgeschwister
11 Stellung in der Geschwisterreihe
12 Bildungsmilieu
13 Erziehungsmilieu
14 Schwangerschaft
15 Krankheiten der Mutter in der Gravidität
16 Geburt
17 Komplikationen unter der Geburt
18 Retardierungswahrscheinlichkeit – pränatal
19 Krankheiten im 1. Lebensjahr
20 Krankheiten nach dem 1. Lebensjahr
21 Anfälle (bis zur 1. Aufnahme)
22 Kleinkindliche Entwicklung – statisch
23 Kleinkindliche Entwicklung – sprachlich
24 Kleinkindliche Gesamtentwicklung
25 Kleinkindliche Entwicklung – Bettreinheit
26 Verhaltensstörungen
27 Triebstörungen
28 Kriminalität
29 Einschulung
30 Schulverlauf
31 Schulerfolg

Untersuchungsbefunde

32 Geschlecht
33 Körperlicher Gesamteindruck
34 Anomalien des Schädels und Gesichts
35 Sinnesorgane
36 Extremitäten
37 Stamm
38 Neurologischer Befund
39 Motorik
40 Röntgen-Schädel
41 Röntgen-Handwurzelknochen
42 Elektroenzephalogramm (EEG)
43 Liquor
44 Pneumenzephalogramm (PEG)
45 Kontaktverhalten
46 Affektivität
47 Sprache
48 Intelligenz (klinischer Ersteindruck)
49 Körperlich-neurologische Abweichungen
50 Organische Zusatzbefunde
51 Motorik (nach *Oseretzky/Göllnitz*)
52 Mannzeichnung
53 Bühler-Hetzer-Test
54 Intelligenzeinschätzung (Klinikbogen)
55 HAWIK (Gesamttest)
56 HAWIK (Verbalteil)
57 HAWIK (Handlungsteil)
58 HAWIK (Untertests)
59 Progressive Matrizen
60 Konzentration (Leistungsmenge)
61 Konzentration (Leistungsgüte)
62 Intelligenztestergebnis (verschiedene Verfahren)
63 Körperhöhe
64 Körpergewicht

Tab. 4: Befunddokumentation II (Nachuntersuchung im Erwachsenenalter)

1 Laufende Nummer des Patienten
2 Untersuchungsalter
3 Abstand zur Voruntersuchung

Anamnese

4 Familienstand
5 Kinder (leibliche)
6 Aufenthalt der Kinder (dauernd)
7 Außereheliche Kinder
8 Wohnverhältnisse
9 Schulabschluß
10 Berufsausbildung
11 Zur Zeit ausgeübter Beruf
12 Anzahl der bisherigen Arbeitsstellen
13 Alter des Ehepartners oder Lebenspartners
14 Schulabschluß des Partners
15 Zur Zeit ausgeübter Beruf des Partners
16 Mitgliedschaft in gesellschaftlichen Organisationen
17 Aktive gesellschaftliche Betätigung (Funktionen)
18 Freizeitbeschäftigung – allein (außer Fernsehen)
19 Freizeitbeschäftigung – in der Gruppe
20 Straffälligkeit (Häufigkeit)
21 Straffälligkeit mit Haftstrafe nach Delikten
22 Alkoholgenuß
23 Fahrerlaubnis
24 Militärdienst
25 Erstinformationsalter über Mutterschaft
26 Informationsquelle über Mutterschaft
27 Erstinformation über Vaterschaft
28 Informationsquelle über Vaterschaft
29 Alter bei 1. Geschlechtsverkehr
30 Alter des 1. Sexualpartners
31 Anzahl der bisherigen Sexualpartner
32 Durchschnittliche Dauer der Partnerschaft mit sexuellen Beziehungen
33 Menarchealter
34 Geschlecht
35 Venerische Infektionen
36 Einkommen
37 Erkrankungen nach der stationären Aufnahme
38 Anfälle
39 Anfälle nach der stationären Aufnahme
40 Enuresis und Enkopresis

Tab. 4: (Fortsetzung)

Untersuchungsbefunde

41 Körperlicher Gesamteindruck
42 Sinnesorgane
43 Extremitäten
44 Anomalien des Schädels und Gesichts
45 Stamm
46 Neurologischer Befund
47 Motorik
48 Röntgen (Schädel)
49 Elektroenzephalogramm (EEG)
50 Kontaktverhalten
51 Sprache
52 Körperliche und neurologische Abweichungen
53 Affektivität
54 Organische Zusatzbefunde
55 HAWIE (Gesamttest)
56 HAWIE (Verbalteil)
57 HAWIE (Handlungsteil)
58 HAWIE (Untertests)
59 Konzentration (Leistungsmenge)
60 Konzentration (Leistungsgüte)
61 Mannzeichnung
62 Körperhöhe
63 Körpergewicht

2.3. Methoden

Da die Untersuchung nicht schon vor der stationären Aufnahme als Verlaufsstudie, sondern erst später als Nachkontrolle konzipiert worden ist, mußte im wesentlichen auf die bei der klinischen Erstuntersuchung benutzten Verfahren zurückgegriffen werden, d. h. auf medizinische, psychologische und sozialanamnestische Routinemethoden. Die Vergleichbarkeit der so bei denselben Patienten im Kindes- und Erwachsenenalter erhobenen Befunde ist bei den medizinischen und sozialanamnestischen Daten ohne weiteres gegeben, nicht jedoch bei den psychologischen. Hier ist es schwieriger, an Kinder und Erwachsene homologe Testanforderungen zu stellen.

Das betrifft gleichermaßen die Prüfung der Motorik, Konzentration und Intelligenz. War erstere bei Kindern mit der breit gefächerten motometrischen Skala von *Oseretzky* in der durch *Göllnitz* (1952) überarbeiteten Form bestimmt worden, so mußte nun der O'Connor-Test verwandt werden, der nur die Fingerfertigkeit prüft, von dem aber auch Normen für das jüngere Erwachsenenalter vorliegen (*Rutenfranz* et al. 1962). Die meist vermittels des Boudon-Durchstreichtests, seltener des Konzentrations-Leistungstests (von *Düker* und *Lienert*) bei Kindern geprüfte Konzentration war mit der Erwachsener im Test d2 (nach *Brickenkamp*) zu vergleichen, der schneller zu bewältigen ist. Besser stimmen der Hamburg-Wechsler-Intelligenztest für Kinder (HAWIK) und Erwachsene (HAWIE) überein, doch liegen nicht von allen kindlichen Patienten HAWIK-Ergebnisse vor. Manche waren den Progressiven Matrizen von *Raven*, den Entwicklungstests von *Bühler* und *Hetzer* bzw. *Schenk-Danziger* unterzogen oder nach einer früher in der Klinik gebräuchlichen Aufgabenreihe eingeschätzt worden. Da alle diese Intelligenz-Erstbefunde mit dem HAWIE-Ergebnis der Nachuntersuchung zu vergleichen waren, mußte eine grobe Klassifikation in Intelligenzgrade entsprechend den IQ-Dekaden vorgenommen werden.

Je nach ihrer Spezifik kamen bei den einzelnen Untersuchungsgruppen weitere Verfahren zur Anwendung, so z. B. beim Vergleich der normalintelligenten Enzephalopathen mit erwachsenen Kontrollpersonen oder zur Charakterisierung sozialer Kompetenzen der nachuntersuchten Imbezillen. Deshalb werden die bei der jeweiligen Untersuchungsgruppe zusätzlich benutzten Methoden von den Bearbeitern dargestellt. Die für alle drei Gruppen übereinstimmend erhobenen Befunde der Vor- und Nachuntersuchung sind in den Tabellen 3 und 4 dargestellt, die bei den einzelnen Gruppen hinzukommenden in den entsprechenden Kapiteln.

3. Nachuntersuchung von Enzephalopathen normaler Intelligenz

G. Richter

3.1. Einleitung

Die Anzahl katamnestischer Erhebungen an Hirngeschädigten normaler Ausgangsintelligenz, die sich neben der Frage der Rückbildung hirnschadenspezifischer Symptome, dem Aufholen der intellektuellen Entwicklungsverzögerung auch mit der späteren sozialen und beruflichen Integration befassen, scheint gering zu sein. *Shaffer* (1978) verweist in diesem Zusammenhang in einem Übersichtsreferat auf die bisher unzureichende Aufdeckung der das Hirnschaden-Syndrom konstituierenden und modifizierenden Variablen und die Heterogenität der Ergebnisse. Letzteres wird vor allem methodischen Problemen bei der Untersuchungsdurchführung (u. a. Ausleseeffekte beim Wiederauffinden der ursprünglichen Stichprobe), aber auch divergierenden Auffassungen im Hinblick auf die Verwendung nosologischer Kategorien zugeschrieben. Seine Kritik betrifft ebenfalls die vielerorts unterschiedlich benutzte Anzahl hirnschadenspezifischer Zeichen als diagnostisches Kriterium und die Tendenz, eine somatische Objektivierung psychopathologischer Auffälligkeiten zu vernachlässigen, obwohl zentralnervöse Schädigungen angenommen werden (*Göllnitz* und *Meyer-Probst*, 1975). Weiterhin warnt *Shaffer* davor, eine strenge monokausale Beziehung zwischen perinatal erlittenen Risiken und späteren Lern- und/oder Verhaltensauffälligkeiten herzustellen und fordert, psychosoziale Bedingungen bei der Betrachtung des Entwicklungsverlaufs stärker als Vermittler zwischen biologischem Risiko einerseits und psychopathologischem Erscheinungsbild andererseits zu berücksichtigen.

Faßt man die in der Literatur referierten Untersuchungen zusammen – es gehören dazu:

- Follow-up-Studien, deren Ausgangsstichproben ehemalige Patienten kinderpsychiatrischer Einrichtungen waren und als „leicht frühkindlich hirngeschädigt“ oder „hyperaktiv“ diagnostiziert wurden;
- Retrospektive Querschnittsuntersuchungen an Erwachsenen mit anamnestischen Hinweisen auf eine frühkindliche Hirnschädigung und
- Retrospektive Querschnittsuntersuchungen an definiert psychiatrisch erkrankten Patienten im Erwachsenenalter, bei denen mutmaßlich eine Hirnschädigung vorliegt,

gelangt man ungeachtet der implizierten methodischen Probleme zu nachfolgenden allgemeinen Aussagen:

Mit Folgen leichter frühkindlicher Hirnschädigungen kann bzw. muß im Erwachsenenalter gerechnet werden. Das berichtete Ausmaß der Folgen scheint recht unterschiedlich und heterogen zu sein, was offensichtlich von differierenden Akzentsetzungen abhängt. Die Konsequenzen können dementsprechend mehr oder weniger stark verschiedene Persönlichkeitsbereiche betreffen:

Leistungseinschränkungen in einzelnen Bereichen der Kognition ohne auffällige Beeinträchtigung der Gesamtintelligenz, eine erhöhte psychophysische Instabilität, verminderte soziale und/oder berufliche Integration, aber auch schwerwiegende Störungen der Gesamtpersönlichkeit.

Während *Wender* (1972) und *Wood* (1976) auf die Persistenz hirnschadenspezifischer Zeichen sowohl auf der Verhaltens- als auch auf der physiologischen Ebene bis ins Erwachsenenalter hinein verweisen, betonen z. B. *Göllnitz* (1973, 1976) und *Lempp* (1964) die Kompensierbarkeit der durch eine leichte frühkindliche Hirnschädigung verursachten Entwicklungsbeeinträchtigungen.

Weitgehend offen bleibt jedoch die Frage, welche Bedingungskonstellationen einen kompensatorischen Einfluß ausüben bzw. welche

Faktoren Desadaptationsvorgänge begünstigen. Die Anlage der prospektiven Längsschnittstudie an perinatologischen Risikokindern von *Meyer-Probst* und *Teichmann* (1984) kann wohl im Hinblick auf die wechselseitige Verstärkerwirkung biologischer und psychosozialer Faktoren und deren Einfluß auf die Hirnfunktionen am ehesten zur Aufklärung dieser Frage beitragen (Ergebnisse bis zum 6. Lebensjahr liegen bisher vor, ebenfalls Teilergebnisse bis zum 10. Lebensjahr; Untersuchungen im 14. Lebensjahr haben begonnen).

Mit welchen psychischen Spätfolgen der leichten frühkindlichen Hirnschädigung im Erwachsenenalter tatsächlich zu rechnen ist, bliebe nach wie vor zu erkunden. So impliziert das vorliegende Kapitel also vorrangig die Frage nach der Prognose der leichten frühkindlichen Hirnschädigung und ihrer psychopathologischen Folgeerscheinung, des hirnorganischen Psychosyndroms, bei normaler Ausgangsintelligenz.

3.2. Methodik der Untersuchung und Charakterisierung der Stichprobe

Die gesamte Untersuchung ist als Follow-up-Studie konzipiert und greift auf Befunde und Behandlungsverläufe zurück, die aus Krankenblattunterlagen resultieren.

Die retrospektive Erfassung verschiedener Daten wirft natürlich eine Reihe von Beurteilungs- und Bewertungsproblemen auf. Neben der Unvollständigkeit von Untersuchungsbefunden beeinträchtigt die Heterogenität ehemals verwendeter psychodiagnostischer Verfahren die Aussagekraft und insbesondere die unmittelbare Vergleichbarkeit innerhalb der untersuchten Stichprobe, aber auch zwischen beiden Erhebungszeitpunkten.

Bezüglich der Auswahl psychologischer Untersuchungsmethoden und der Erfassung anamnestischer und soziodemographischer Daten sowie der medizinischen Befunde anhand speziell erstellter Untersuchungsbögen sei auf das Kapitel 2 verwiesen.

Von den 312 stationär behandelten kindlichen Patienten erschienen zu der in den Jahren 1973/74 durchgeführten ambulanten Nachuntersuchung 96, das sind 31%. Der Untersuchung blieben 45% unbegründet fern, bei 24% der Probanden erfuhren wir, warum ein Kommen nicht möglich war (unbekannt verzogen; beruflich verhindert; z. Z. bei der Nationalen Volksarmee; 3 waren verstorben; 6 inhaftiert; 6 gaben an, mit Berufsabschluß sozial und ohne Beschwerden gut integriert zu sein).

Das durchschnittliche Alter der erschienenen 96 Patienten betrug zum Zeitpunkt des stationären Aufenthalts 11,6 Jahre, zu dem der Nachuntersuchung 21,7 Jahre. Der dazwischenliegende Entwicklungszeitraum kann für alle Patienten als gleich lang angesehen werden (kein signifikanter Mittelwertunterschied.)

Geschlecht und Art der psychischen Störung (lernbehindert und/oder verhaltensauffällig oder anfallskrank) spielten bei der Reduzierung der ursprünglichen Stichprobe als Auslesekriterium keine Rolle. Demgegenüber scheinen Patienten, die früher wegen Erziehungsschwierigkeiten behandelt wurden, seltener als erwartet zur Nachuntersuchung gekommen zu sein. Gleiches trifft für diejenigen Patienten zu, deren Erziehungsmilieu im Schulalter als ungünstig eingeschätzt wurde. In beiden Fällen kann jedoch nur von einem Trend gesprochen werden, eine entsprechende statistische Sicherung ist nicht möglich. Ehemalige Patienten aus vollständigen Familien (leibliche Eltern) kamen signifikant häufiger zur Nachuntersuchung.

3.3. Ergebnisse

3.3.1. Organische Befunde

Bei 47 von 58 Patienten fand sich im Kindesalter ein auffälliger PEG-Befund (81,2%). Als Entscheidungskriterien bezüglich der Beurteilung wurden die Medianwerte für die Maße der Cella media (CM > 37 als auffällig) und des III. Ventrikels (III > 5 als auffällig) sowie das Vorhandensein einer Seitendifferenz berücksichtigt. Diese Meßwerte bleiben freilich insofern unzulänglich, als sie dreidimensionale Verhältnisse nur zweidimensional abbilden können.

In der Rangreihe der Häufigkeiten folgen in 52 von 94 Fällen pathologische EEG-Befunde (55,3%) – Herd- und/oder Krampfzeichen – und bei 37 von 87 Patienten (42,5%) Schädelröntgenaufnahmen, die, bezogen auf Kriterien an Kalotte und Basis, auf eine Hemisphärenunterentwicklung hindeuten könnten.

Der neurologische Status war lediglich bei 14 von 96 Patienten (14,6%) im Schulalter als auffällig gekennzeichnet und zeigte in der ambulanten Nachuntersuchung keine wesentlichen Veränderungen (Korrelation $r = 0,41$; $p = 0,1\%$).

Im jungen Erwachsenenalter war ein deutliches Zurückgehen pathologischer EEG-Befunde zu verzeichnen (nur noch 30,7%), was möglicherweise Ausdruck einer erfolgreichen antikonvulsiven Therapie ist. Die Häufigkeit fraglich auffälliger EEG-Befunde (Dysregulation, Allgemeinveränderungen) veränderte sich vom Schulalter (31,9%) zum Erwachsenenalter (29,5%) nur geringfügig und nicht signifikant.

Eine als auffällig ausgewiesene Schädelröntgenaufnahme im Schulalter korrelierte mit Abweichungen im neurologischen Status im jungen Erwachsenenalter ($r = 0,23$; $p = 5\%$). Pathologische organische Befunde bzw. ihre Häufung (ausgedrückt durch einen Index für organische Befunde) zeigten weder zu einzelnen biologischen Risiken (Schwangerschaft und Geburt betreffend) noch zu deren Gesamtheit (biologischer Risikoindex) eine Beziehung.

3.3.2. Biologische Risiken und kleinkindliche Entwicklungsverzögerungen sowie ihre Beziehungen zu anderen Untersuchungsvariablen

Bei alleinstehenden Müttern waren Geburtskomplikationen signifikant häufiger zu verzeichnen als bei verheirateten (Chi-Quadrat$_{\text{Yates}}$ $= 3,11$; $p = 5\%$ eins.). Dieses Ergebnis wird in ähnlicher Form von *Shaffer* (1978), *Jantzen* (1980) und *Meyer-Probst* (1980) belegt. Damit verdeutlicht sich u. E. die Notwendigkeit, biologische Risiken nicht unabhängig von sozialen Konstellationen und deren psychischer Bedeutung zu sehen. *Shaffer* verweist anhand zahlreicher Literaturbefunde auf die Abhängigkeit perinataler Komplikationen von sozialen und familiären Mangelbedingungen, so daß nach *Meyer-Probst* die Schlußfolgerung naheliegt, daß Effekte, die biologischen Risiken verursachend zugeschrieben werden, auch mit auf soziale Entwicklungsbedingungen zurückgeführt werden können (1980, S. 28).

Verzögerungen in der kleinkindlichen Entwicklung wiesen die deutlichsten Beziehungen zu biologischen Risiken in der Untersuchungsgruppe auf. Verspätetes Laufenlernen (18 Monate und später) stand im Zusammenhang mit Erkrankungen im 1. Lebensjahr (Chi-Quadrat$_{\text{Yates}}$ $= 3,32$; $p = 5\%$ eins.) sowie mit einer insgesamt erhöhten biologischen Risikobelastung, ausgedrückt durch den biologischen Risikoindex ($r = -0,28$; $p = 1\%$).

Ein Sprechbeginn im 21. Lebensmonat und später korrespondierte mit einem nicht normalen Geburtsverlauf (Früh- und/oder Mehrlingsgeburt, Lageanomalie, Übertragung – Chi-Quadrat$_{\text{Yates}}$ $= 4,25$; $p = 5\%$). Auch die Gesamtheit der Auffälligkeiten in der kleinkindlichen Entwicklung wies einen Zusammenhang zum Merkmal „Geburt" auf ($r = -0,24$; $p = 5\%$).

Ein Einfluß biologischer Risiken auf die psychologischen Variablen der Ersterhebung im Schulkindalter sowie in der ambulanten Nachuntersuchung im jungen Erwachsenenalter war in unserer Stichprobe nicht mehr nachweisbar.

3.3.3. Psychologische Variablen

3.3.3.1. Motorik

Die im jungen Erwachsenenalter bei den ehemals als frühkindlich hirngeschädigt diagnostizierten Patienten ermittelten durchschnittlichen Motorikquotienten weisen signifikante Geschlechtsunterschiede auf ($p = 0,1\%$): $\bar{x} = 98,47$ (männlich), $\bar{x} = 88,74$ (weiblich). Der mittlere Motorikquotient der Gesamtgruppe betrug 95,05 ($s = 14,73$).

Unter Berücksichtigung, daß nur ein Teilaspekt der Motorik erfaßt wurde, nämlich die Handgeschicklichkeit, stellt sich ingesamt der motorische Entwicklungsstand der erwachsenen frühkindlich Hirngeschädigten verglichen mit den Testnormen als leicht vermindert, aber im unteren Normbereich gelegen, dar. Dabei sollte die große Variationsbreite, die auf interindividuelle, von verschiedenen Bedingungen abhängige Unterschiede hindeutet, beachtet werden. Inwiefern die Geschlechtsunterschiede Ausdruck trainingsbedingter Effekte durch die Bewältigung entsprechender beruflicher Anforderungen (männlich: stärker handwerklich-technisch orientiert) sind, läßt sich nicht mit Sicherheit sagen, sondern nur vermuten. Die Erfassung der Art der Berufe im Sinne der spezifischen Anforderungsstrukturen ist in der Erhebung nicht differenziert genug und vollständig erfolgt.

Ehemals lern- und/oder verhaltensgestörte Probanden unterschieden sich in der motorischen Aufgabenbewältigung nicht von denen mit zerebralen Anfällen.

Der direkte Vergleich der Motorikquotienten (MQ) mit den im Kindesalter erhobenen Motoriktestergebnissen war nur für 10 Probanden möglich. Für diese konnte mit dem Wilcoxon-Test eine auf dem 1%-Niveau signifikante Verbesserung nachgewiesen werden:

MQ I: $\bar{x} = 87{,}25$, $s = 9{,}31$;
MQ II: $\bar{x} = 106{,}0$, $s = 7{,}23$.

Dieses Ergebnis sollte aber im Hinblick auf die Benutzung unterschiedlicher Meßinstrumente (*Rostock-Oseretzky*-Skala im Kindes- und Handgeschicklichkeitstest nach *O'Connor* im jungen Erwachsenenalter) mit Vorbehalt interpretiert werden.

Welche Beziehungen ließen sich nun zwischen der psychologischen Zielgröße „Motorik" und anderen Untersuchungsvariablen auffinden?

Die Einschätzung des motorischen Entwicklungsrückstandes im Kindesalter korreliert mit der Beurteilung des Bildungsmilieus im Sinn eines Risikos ($r = 0{,}49$; $p = 5\%$) sowie mit einem niedrigen beruflichen Qualifikationsniveau des Vaters ($r = 0{,}405$; $p = 5\%$ eins.). Möglicherweise ist dieses Ergebnis Ausdruck einer mangelnden Förderung und äußeren Anregung.

Auch im jungen Erwachsenenalter zeigte ein im Kindesalter als ungünstig beurteiltes Bildungsmilieu bei den normalintelligenten hirngeschädigten Probanden einen Zusammenhang, wenngleich auch schwächer, zur beeinträchtigten Bewältigung motorischer Leistungsanforderungen ($r_{pbis} = 0{,}254$; $p = 5\%$ eins.).

Ein niedriger Motorikquotient im Kindesalter wies eine Beziehung zu Auffälligkeiten des Schädelröntgenogramms auf (Kriterien, die auf eine Hemisphärenunterentwicklung hindeuten könnten – $r = 0{,}72$; $p = 5\%$). Da dieser Auswertung aber nur 10 Probanden zugrunde liegen, sollte sie mit äußerster Zurückhaltung betrachtet werden, fand sich doch ein derartiger Zusammenhang zwischen dem Motorikquotienten im jungen Erwachsenenalter und der Schädelröntgenaufnahme nicht mehr.

3.3.3.2. Konzentration

Die mittlere Konzentrationsleistung der normalintelligenten Hirngeschädigten-Gruppe kann im jungen Erwachsenenalter als durchschnittlich beurteilt werden (Standardwert für die Tempoleistung $\bar{x} = 98{,}46$). Weibliche Probanden zeigten im Vergleich mit den männlichen die bessere Tempoleistung ($\bar{x} = 102{,}03$ gegenüber $\bar{x} = 96{,}46$; $p = 1\%$). Im Hinblick auf den qualitativen Aspekt der Anforderungsbewältigung (Gesamtzahl minus Fehler) fanden sich keine signifikanten Geschlechtsunterschiede, wenngleich auch hier die weiblichen Probanden den höheren durchschnittlichen Standardwert erreichten ($\bar{x} = 101{,}09$ gegenüber $\bar{x} = 95{,}38$). Die im Test d2 erzielten mittleren Leistungen weisen unter Berücksichtigung der Diagnosegruppen-Zugehörigkeit (lern- und/oder verhaltensgestört versus zerebrale Anfallserkrankung) keine Differenzen auf.

Ein direkter Vergleich zwischen 1. und 2. Untersuchung ist nur für 16 Probanden möglich. Da die Ergebnisse der Ersterhebung verschiedenen Untersuchungsverfahren entstammen, machte sich eine Transformation auf ein einheitliches Skalenniveau (Standardwerte) notwendig. Diese Tatsache impliziert Interpretationsprobleme beim Vergleich, wurden doch in der Untersuchung im Kindesalter vorwiegend Konzentrationsmeßverfahren mit rechnerischen Anforderungen verwendet. Unter diesem Aspekt der Anforderungsänderung ist die auf dem 5%-Signifikanzniveau zu sichernde Verbesserung im Bereich der Konzentrationsfähigkeit zu betrachten.

Welcher Art sind die Beziehungen zwischen der psychologischen Zielgröße „Konzentration" und den anderen erfaßten Variablen?

Verzögerungen in der kleinkindlichen Entwicklung zeigen bei der Stichprobe der normalintelligenten Enzephalopathen einen Zusammenhang zu Beeinträchtigungen der konzentrativen Belastbarkeit im Kindesalter ($r_{pbis} = -0{,}467$; $p = 5\%$ eins.). Die Korrelation zwischen dem Einzelmerkmal „verspätete Bettreinheit" und niedriger Konzentrationsleistung ist hier besonders deutlich.

Teichmann (1980) konnte bei der Analyse der Faktorenstruktur psychopathologischer Symptome im Krippenalter (Untersuchungsstichprobe: 294 perinatologisch erfaßte Krippenkinder) zeigen, daß Symptome, die auf gestörte oder beeinträchtigte vegetative Regulationsvorgänge hindeuten, enger mit Symptomen im Leistungs- (Konzentrationsschwäche) und Sozialbereich (erschwerte Lenkbarkeit) verknüpft sind als mit Zeichen der geistigen Retardierung.

Familiäre Mangelbedingungen im Kindesalter, die ihren Ausdruck in als ungünstig eingeschätztem Erziehungsmilieu finden, beeinflussen die Tempo- als auch die kombinierte Tempo-/Sorgfaltsleistung der hirngeschädigten Probanden normaler Ausgangsintelligenz bei konzentrativer Beanspruchung im jungen Erwachsenenalter ($r_{pbis} = 0{,}252$; $p = 5\%$ eins.; $r_{pbis} = 0{,}319$; $p = 5\%$).

Der Einfluß milieuabhängiger bzw. sozialer Faktoren auf die Konzentrationsleistung bleibt im jungen Erwachsenenalter erhalten. Ein häufiger Arbeitsstellenwechsel korrespondiert nicht nur mit verminderter Intelligenzleistung, wie noch dargestellt wird, sondern auch mit Beeinträchtigungen der konzentrativen Aufmerksamkeitsanspannung (Tempoleistung: $r_{pbis} = 0{,}229; p = 5\%$; Tempo/Sorgfalt: $r_{pbis} = 0{,}118; p = 5\%$ eins.).

Dieses Ergebnis verwundert insofern nicht, als zwischen den Intelligenztestwerten und den Ergebnissen des Konzentrationsverfahrens im jungen Erwachsenenalter überzufällige Korrelationen festgestellt werden konnten (GIQ II/GZ II: $r = 0{,}373; p = 0{,}1\%$; GIQ II/GZ-F II: $r = 0{,}437$; $p = 0{,}1\%$).

Zwischen der Gesamtheit sozialer Auffälligkeiten im jungen Erwachsenenalter, zusammengefaßt im sozialen Risikoindex II, und beeinträchtigter Konzentrationsfähigkeit (Tempoleistung: $r_{pbis} = -0{,}23$; $p = 5\%$; Tempo/Sorgfalt: $r_{pbis} = -0{,}20$; $p = 5\%$) lassen sich ebenfalls Beziehungen belegen.

Hirnorganische Dispositionen im Sinn anamnestischer Auffälligkeiten und pathologischer organischer Befunde zeigen bei den erwachsenen Probanden mit normaler Ausgangsintelligenz keinen Einfluß auf die Konzentrationsfähigkeit, während *Meyer-Probst* (1980) feststellen konnte, daß die Tempoleistung biologisch nicht und milieuabhängig kaum, die Sorgfaltsleistung aber beiderseits deutlich determiniert ist (Untersuchungsstichprobe: perinatologische Risikokinder).

3.3.3.3. Intelligenz

3.3.3.3.1. Ergebnisse der Nachuntersuchung

Bei der psychologischen Intelligenzprüfung im jungen Erwachsenenalter mit dem HAWIE wurde ein durchschnittlicher Gesamtintelligenzquotient von $\bar{x} = 95{,}66$ (davon $\bar{x}$ für männliche Probanden 96,23 und für weibliche 94,26) erreicht. Die erzielten Ergebnisse im Handlungsteil (Gesamtgruppe: $\bar{x} = 97{,}22$ – davon männlich: $\bar{x} = 97{,}71$; weiblich: $\bar{x} = 96{,}32$) waren tendenziell besser als im Verbalteil des HAWIE (Gesamtgruppe: $\bar{x} = 94{,}40$ – davon männlich: $\bar{x} = 94{,}98$; weiblich: $\bar{x} = 93{,}32$). Die Mittelwerte der Gruppe der männlichen Patienten unterscheiden sich aber nicht signifikant von denen der weiblichen (geprüft mit dem *t*-Test). In Untertests, das allgemeine Wissen (AW), die optische Differenzierungsfähigkeit (BE) und die tempogebundene visuomotorische Koordination (ZST) betreffend, ließen sich bei zweiseitiger Prüfung auf dem 5%-Niveau Geschlechtsunterschiede sichern. Dabei schnitten die männlichen Probanden im allgemeinen Wissen und der optischen Differenzierungsfähigkeit besser ab, während die weiblichen Probanden die höhere mittlere Testleistung im Zahlen-Symbol-Test erreichten.

Die Gruppe der Patienten mit zerebralen Anfallserkrankungen zeigte zu beiden Untersuchungszeitpunkten die schlechtere durchschnittliche Intelligenzleistung (Gesamt-IQ) gegenüber den lern- und/oder verhaltensgestörten Enzephalopathen:

Kindesalter:

$\bar{x} = 89{,}10$ versus $\bar{x} = 98{,}88$; $p = 5\%$ eins.

junges Erwachsenenalter:

$\bar{x} = 91{,}68$ versus $\bar{x} = 98{,}87$; $p = 5\%$.

Trotz vergleichsweise niedrigerer Mittelwerte wies die Gruppe der Anfallspatienten zu beiden Erhebungszeitpunkten die größeren Streuungen auf. *Rösler* und *Engel* (1976) verweisen auf in der Literatur referierte Vergleiche Hirngeschädigter unterschiedlicher Grade, bei denen mit dem Schweregrad der Schädigung die Leistungsvariabilität (Streuung) zunimmt, während das Leistungsniveau (Mittelwerte) sinkt.

Es ist zu erwarten, daß es sich bei der Gruppe der Anfallskranken um die Patienten mit der größeren biologischen bzw. organischen Belastung handelt. Die Gegenüberstellung der mittleren biologischen Risikoindizes erbrachte keinen signifikanten Unterschied, während die mittlere Häufigkeit im Sinn der Hirnschadendiagnose positiver somatischer Befunde (Index für organische Befunde) bei den Anfallspatienten höher lag, was aber in erster Linie auf das Vorhandensein pathologischer EEG-Befunde zurückzuführen ist.

Ehemals lern- und/oder verhaltensgestörte Patienten sind signifikant häufiger durch psychosoziale Risiken in der Kindheit und psychosoziale Auffälligkeiten im Sinn einer mangelnden gesellschaftlichen Integration im jungen Erwachsenenalter belastet als anfallskranke Patienten. Allerdings erhöht sich tendenziell die Anzahl der psychosozialen Auffälligkeiten im jungen Erwachsenenalter bei den Probanden mit zerebralen Anfallsleiden ebenfalls, was wahrscheinlich in erster Linie durch die unzureichende berufliche Qualifikation und belasteten zwischenmenschlichen Beziehungen dieser Gruppe begründet sein dürfte.

3.3.3.3.2. Intelligenzänderung und ihre Beziehung zu anderen Untersuchungsvariablen

Die Gruppe der 27 mit dem direkt vergleichbaren *Wechsler*-Intelligenztest untersuchten Probanden wies im Kindes- und im jungen Erwachsenenalter fast identische IQ-Mittelwerte auf (Tab. 5). Die Änderungen der Intelligenzleistung nach einem ungefähren Zeitraum von 10 Jahren sind also gering (Korrelation zwischen GIQ I und GIQ II: $r = 0{,}78$; $p = 0{,}1\,\%$). Am deutlichsten fällt eine Verbesserung des Gruppenmittelwertes für den Handlungs-IQ um 2 IQ-Punkte auf, die sich aber nicht gegen den Zufall sichern läßt. Diese Ergebnisse bleiben auch bei der Auswertung nach Untergruppen – Geschlecht und Zugehörigkeit zur Diagnose-Gruppe berücksichtigend – bestehen.

Tab. 5: Mittlere Intelligenzquotienten in der I. und II. Untersuchung

Prüfverfahren	Erhebungszeitpunkt			
	n	I HAWIK	II HAWIE	*p*
Gesamt-IQ	27	95,26	95,82	n. s.
Verbal-IQ	28	94,39	92,68	n. s.
Handlungs-IQ	26	96,58	98,65	n. s.

Werden jene 38 Probanden mit in die Auswertung einbezogen, von denen aus dem Kindesalter anderen Intelligenzprüfverfahren oder Verbaleinschätzungen entstammende Intelligenzbeurteilungen vorlagen, zeigen sich folgende Ergebnisse (die Beurteilungen wurden dabei sogenannten IQ-Dekaden zugeordnet): Die individuelle Konstanz der Intelligenzleistung ist seltener als die Änderung – die IQ-Dekade des 1. Erhebungszeitpunktes wurde von 21,5% der untersuchten Probanden unter-, von 35,4% überschritten, 43,1% waren in derselben Dekade geblieben. Eine statistische Sicherung dieses Ergebnisses ist bei Gegenüberstellung der prozentualen Häufigkeiten von Verschlechterungen und Verbesserungen nicht möglich. Auch bei Berücksichtigung der Stärke der Intelligenzänderung (Anzahl der IQ-Dekaden) fanden sich keine signifikanten Unterschiede zwischen Verschlechterungen und Verbesserungen bezogen auf den Vergleich zwischen beiden Erhebungszeitpunkten. Infolgedessen unterscheiden sich die Verteilungskurven der Intelligenzgrade zu beiden Erhebungszeitpunkten kaum voneinander (Abb. 1).

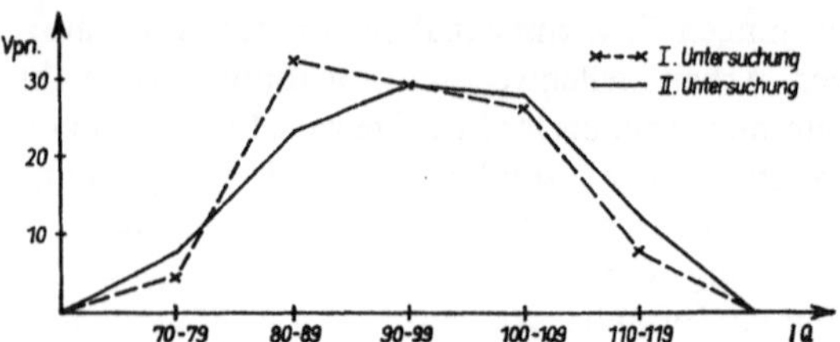

Abb. 1: Verteilungskurven der Intelligenzgrade normalintelligenter Enzephalopathen bei der 1. und 2. Untersuchung (Gesamtgruppe).

Innerhalb der Diagnosegruppen gab es ebenfalls keine Unterschiede zwischen der Anzahl der Verschlechterungen und der Verbesserungen. Die Verwendung von Kontingenztafeln und Prüfung nach *Brandt-Snedecor* (s. *Clauss*, *Ebner* 1974, S. 255ff.) wies darauf hin, daß die Intelligenzänderung in beiden Diagnosegruppen als gleich angesehen werden muß.

Zur Veranschaulichung der Intelligenzänderung soll die folgende Darstellung dienen (Abb. 2).

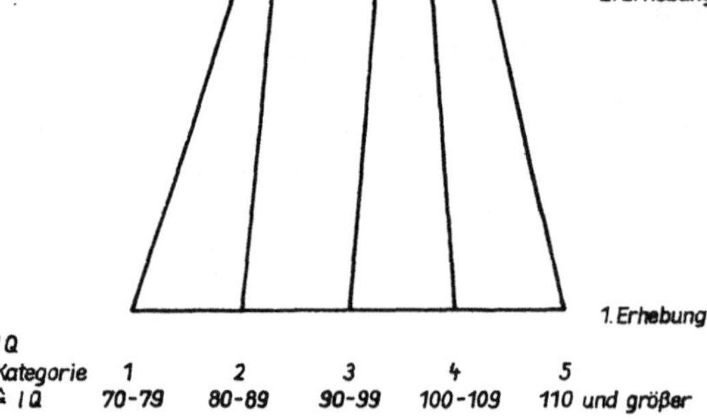

Abb. 2: Intelligenzänderung normalintelligenter Enzephalopathen von der 1. zur 2. Erhebung.

Bei den Kategorien 2 und 3 lassen sich etwa gleich große Verbesserungen finden. Die Verbesserung aus der Kategorie 1 scheint am stärksten zu sein, während es im oberen Bereich offensichtlich eher zu Verschlechterungen kommt. Insgesamt nimmt die Variation der Beurteilungen vom 1. und 2. Erhebungszeitpunkt hin ab, was möglicherweise durch die Benutzung eines einheitlichen Meßinstruments in der Nachuntersuchung mitbedingt ist.

Was läßt sich zusammenfassend aus den bisherigen Ergebnissen ableiten? Die im Verlauf des Schulalters zu beobachtende Verzögerung der geistigen Entwicklung hirngeschädigter Kinder normaler Ausgangsintelligenz (*Göllnitz* und *Rösler* 1975, *Rösler* 1980) setzt sich nicht bis ins

Erwachsenenalter hinein fort, und die Tendenz zur Veränderung der Intelligenzleistung (Verbesserung oder Verschlechterung) ist offensichtlich unabhängig von Geschlecht und klinischer Symptomatik.

Von welchen Bedingungen wird nun die Intelligenzänderung der ehemals als frühkindlich hirngeschädigt diagnostizierten Probanden bestimmt?

Die Intelligenzänderung (Kategorienänderung) zeigt keine eindeutigen Beziehungen zu anderen einzelnen Untersuchungsvariablen. Dabei ist jedoch die Abhängigkeit der Änderung vom Ausgangsniveau zu beachten. Aus diesem Grunde wird jene Probandengruppe betrachtet, die in der Ersterhebung der Intelligenzkategorie 3 (IQ 90 bis 99) zugeordnet wurde, um die Möglichkeit der Änderung in beide Richtungen gleich groß zu halten.

Das Erziehungsmilieu scheint in dieser Gruppe den stärksten Einfluß auf die Richtung der Intelligenzänderung zu nehmen ($r = 0{,}577$; nicht signifikant). Für die anderen Gruppen (Intelligenzkategorien 1 und 2 sowie 4 und 5) fand sich diese Beziehung nicht, wobei die Ausgangswertproblematik im Auge behalten werden muß.

Bezogen auf die differenziert betrachtete Gruppe der Intelligenzkategorie 3 ließen sich weder Beziehungen zu der Gesamtheit psychosozialer Merkmale noch zu den biologischen Risiken nachweisen. Auch der hypothetisch zu erwartende Zusammenhang zwischen einer Verschlechterungstendenz und stärkerer Belastung durch gehäufte pathologische organische Befunde konnte nicht belegt werden.

3.3.3.3.3. Bedingungen der Intelligenzentwicklung

Ehemalige frühkindlich hirngeschädigte Patienten wurden bezüglich ihrer intellektuellen Leistungsfähigkeit im Kindesalter häufiger schlechter beurteilt, wenn ihr Erziehungsmilieu ($r_{pbis} = 0{,}464$; $p = 1\%$) sowie ihr Bildungsmilieu ($r_{pbis} = 0{,}314$; $p = 5\%$ eins.) als ungünstig eingeschätzt wurden. Insgesamt besteht ein Zusammenhang zwischen dem sozialen Risikoindex I und einer im Kindesalter erfolgten Einstufung (für $n = 65$) in eine niedrigere Intelligenzkategorie ($r_{pbis} = 0{,}238$; $p = 5\%$ eins.).

Rund 39% der Probanden normaler Ausgangsintelligenz haben das Ziel der 10. Klasse der Allgemeinbildenden Polytechnischen Oberschule erreicht, darunter 5,2% das der 12. Klasse. 27% konnten jedoch nicht die 8. Klasse der Oberschule abschließen. Von diesen wurden sogar 8% aus der Sonderschule entlassen. Insgesamt erreichten also 61% nicht den Abschluß der zehnklassigen Oberschule. Zum Vergleich sei angeführt, daß 1972 in der DDR 89% der Schüler der 8. Klasse in die 9. Klasse übergingen (Statistisches Jahrbuch 1972). Auch wenn diese Angaben nichts über den endgültig erreichten Schulabschluß aussagen, geben sie aber doch gewisse Hinweise über den Vergleich der Untersuchungs- mit der Normalpopulation.

Bezüglich des Schulabschlusses ergaben sich keine Unterschiede zwischen den verhaltens- und/oder lerngestörten Enzephalopathen und den Patienten mit zerebralen Anfallserkrankungen.

Verglichen mit dem durchschnittlichen Intelligenzniveau der nachuntersuchten Gruppe (GIQ $\bar{x} = 96$), läßt sich feststellen, daß der von den Probanden erreichte Schulabschluß im ganzen hinter den Intelligenzleistungen zurückbleibt. Erwartungsgemäß erreichten die Probanden mit dem höheren Schulabschluß auch die besseren Intelligenztestwerte im jungen Erwachsenenalter bzw. umgekehrt.

Der Start ins Berufsleben scheint durch den unbefriedigenden Schulabschluß der normalintelligenten Enzephalopathen behindert. Knapp ein Viertel (23%) der nachuntersuchten Patienten blieb ohne Berufsausbildung. Ein kleinerer Teil (11%) hatte einen Hoch- oder Fachschulabschluß oder hat ihn inzwischen erreicht. Fast die Hälfte aller Probanden hatte eine abgeschlossene Facharbeiterausbildung.

Anfallspatienten haben symptomatisch seltener eine abgeschlossene Berufsausbildung (Chi-Quadrat $= 3{,}07$; $p = 10\%$).

Geschlechtsunterschiede hinsichtlich der Schul- und Berufsabschlüsse ließen sich nicht finden.

Die Probanden mit dem günstigeren Schulabschluß erreichten, wie zu erwarten, auch die höhere berufliche Qualifikation (Chi-Quadrat $= 3{,}282$; $p = 5\%$ eins.), wobei sie symptomatisch seltener Intelligenzverschlechterungen vom 1. zum 2. Erhebungszeitpunkt (t-Test; $p = 10\%$ eins.) und symptomatisch häufiger Verbesserungen der Intelligenzleistungen (t-Test; $p = 10\%$ eins.) zeigten.

Ein signifikanter Zusammenhang zwischen der Änderung der Intelligenzeinschätzung und der Art des erreichten Berufsabschlusses (Chi-Quadrat $= 3{,}896$; $p = 5\%$) ließ sich erst bei Reduzierung auf eine 2×2-Feldertafel (verschlechtert; verbessert – ungelernt; gelernt) nachweisen. Dort gab es eine deutliche Häufung von Intelligenzverbesserungen in der Gruppe der gelernten Probanden (Teilfacharbeiter, Facharbeiter, Fach- und Hochschulabsolventen). Dieses Ergebnis wird auch bestätigt, wenn der Auswertung die durchschnittliche Höhe der Intelligenzänderung zugrunde gelegt wird (t-Test; $p = 5\%$). Dabei tendieren ungelernte Probanden häufiger zur Verschlechterung der Intelligenztestleistung. Bemerkenswert ist, daß der Zusammenhang zwischen der Intelligenz, gemessen im jungen Erwachsenenalter, und der Art der beruflichen Qualifikation noch stärker ist als der Zusammenhang zwischen Intelligenzänderung und Berufsabschluß (t-Test; $p = 0{,}1\%$). Hier ist ein fast lineares Ansteigen der durchschnittlichen Intelligenztestwerte mit zunehmender Qualifikation zu verzeichnen (Abb. 3).

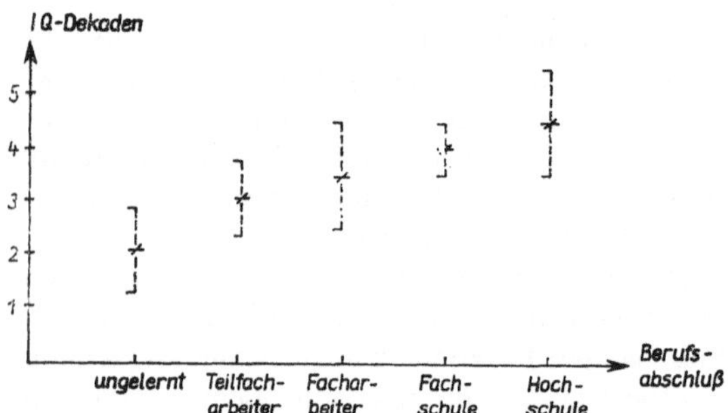

Abb. 3: Intelligenzgrad und Berufsabschluß normalintelligenter Enzephalopathen bei der 2. Erhebung.

Im Hinblick auf die berufliche Integration ist die Tatsache eines signifikanten Zusammenhanges zwischen niedriger Intelligenzleistung im jungen Erwachsenenalter und häufigerem Arbeitsstellenwechsel interessant und erwähnenswert ($r_{pbis} = 0{,}258$; $p = 5\%$). Möglicherweise könnte die konflikthafte Verarbeitung auftretender Diskrepanzen zwischen individuellen Leistungsvoraussetzungen und tätigkeitsbezogener Anforderungsstruktur den Hintergrund dieses Sachverhaltes erklären.

3.3.3.4. Psychosoziale und biologische Risiken und ihr Einfluß auf die psychologischen Zielgrößen

Es wurden bisher die psychologischen Zielgrößen Intelligenz, Motorik und Konzentration und ihre Beziehungen zu psychosozialen Merkmalen sowie zu Merkmalen des biologischen Einflußbereiches weitgehend im einzelnen betrachtet.

Faßt man die psychosozialen und die biologischen Risikofaktoren zu je einem Index zusammen, läßt sich zeigen, daß der mittlere Intelligenzquotient I ($n = 27$) bzw. die mittlere Intelligenzkategorie I ($n = 65$) nicht regelhaft mit zunehmender Anzahl der Risiken abnehmen. Das gilt auch für alle psychologischen Variablen der Nachuntersuchung. Dabei muß die äußerst geringe Häufigkeitsbesetzung der Gruppen mit 4 bis 6 Risiken beachtet werden.

Bei einer Gruppeneinteilung in 0 und 1 Risiko einerseits bzw. 2 und 6 Risiken andererseits lassen sich signifikante Gruppenmittelwertsunterschiede für die Variablen der Konzentrationsfähigkeit im jungen Erwachsenenalter nachweisen. In der Untersuchung zeigten Probanden mit 2 und mehr im Kindesalter erfaßten psychosozialen und biologischen Risiken im Vergleich mit weniger risikobelasteten Probanden (0 und 1 Risiko) Beeinträchtigungen in der konzentrativen Aufmerksamkeitsanspannung, sowohl im Hinblick auf die Quantität (Tempoleistung: $\bar{x} = 96{,}21$ versus $\bar{x} = 100{,}77$; $p = 5\%$) als auch auf die Qualität (Tempo/Sorgfalt: $\bar{x} = 94{,}67$ versus $\bar{x} = 100{,}23$; $p = 1\%$) der erbrachten Leistung. Eine erhöhte Störbarkeit bei Arbeiten unter Zeitdruck könnte hierin zum Ausdruck kommen.

Die zugunsten der weniger belasteten Gruppe ausfallenden Mittelwerte des Intelligenz- und des Motorikquotienten in der Nachuntersuchung unterscheiden sich nur zufällig von denen der Gruppe der Probanden mit 2 und 6 Risiken (Gesamtintelligenzquotient; $\bar{x} = 94{,}58$ versus $\bar{x} = 96{,}60$; nicht signifikant; Motorikquotient: $\bar{x} = 93{,}42$ versus $\bar{x} = 96{,}69$; nicht signifikant).

Um eine differenziertere Analyse der Entwicklungsbedingungen zu ermöglichen, wurden Extremgruppen folgender Art gebildet:

- Gruppe 1: kein biologisches und kein psychosoziales Risiko
- Gruppe 2: kein biologisches und mehr als 1 psychosoziales Risiko
- Gruppe 3: mehr als ein biologisches und kein psychosoziales Risiko
- Gruppe 4: mehr als ein biologisches und mehr als ein psychosoziales Risiko.

Aber auch bei dem Vergleich der Mittelwerte dieser Extremgruppen für die Intelligenzeinschätzung der Ersterhebung und für alle erfaßten psychologischen Variablen der Nachuntersuchung konnten nur geringfügige und nicht signifikante Differenzen gefunden werden.

Kleinkindliche Entwicklungsverzögerungen zeigen sich in den Extremgruppen 3 und 4 im Vergleich zu den Gruppen 1 und 2 deutlich mehr. Biologische Risiken wirken sich offensichtlich stärker auf die kleinkindliche Entwicklung aus. Sie erfahren durch zusätzliche psychosoziale Belastungsfaktoren noch eine Verstärkung in ihrem Einfluß auf kleinkindliche Entwicklungsmarken und verlieren im Hinblick auf die weitere psychische Entwicklung ihren Wirkungseinfluß bzw. werden von der determinierenden Wirkung der sozialen Bedingungen überdeckt.

3.3.4. Zur sozialen und gesellschaftlichen Integration normalintelligenter Enzephalopathen

3.3.4.1. Psychosoziale Risiken und ihre Beziehungen untereinander

Psychosoziale Risiken wurden über sozio-demographische Merkmale (Ausbildungsstand der Eltern, Familienkonstellation) und über die Fremdeinschätzung des Erziehungs- und Bildungsmilieus zu erfassen versucht. Dabei ist sich der Verfasser des mangelnden Differenzierungsgrades der erfaßten und benutzten Daten kritisch bewußt, ermöglichen sie doch keinerlei Hinweise auf die Dynamik der psychosozialen Beziehungen zwischen den ehemals kindlichen Patienten und deren Eltern.

In den Häufigkeiten der in der Untersuchungsstichprobe im Kindesalter dokumentierten sozialen Risiken dominieren ein als ungünstig eingeschätztes Erziehungs- (40,68%) und Bildungsmilieu (28,00%) gefolgt von dem Tatbestand einer unvollständigen Familie (23,96%) und einer ungelernten Mutter (16,67%).

Der Zusammenhang zwischen der Einschätzung des Erziehungsmilieus und der Bildungsbedingungen ist am stärksten ($\text{Chi-Quadrat}_{\text{Yates}} = 16{,}58$; $p = 0{,}1\%$). In unvollständigen Familien wurden das Erziehungs- ($\text{Chi-Quadrat}_{\text{Yates}} = 10{,}80$; $p = 1\%$) und das Bildungsmilieu ($\text{Chi-Quadrat}_{\text{Yates}} = 8{,}49$; $p = 1\%$) signifikant häufiger als ungünstig im Sinn inadäquater Erziehungsstile (pendelnd, hart, verwöhnend) bzw. den Voraussetzungen der Kinder nicht entsprechender Leistungsanforderungen beurteilt. Die berufliche Qualifikation der beiden Elternteile zeigte keine Beziehung zu anderen sozialen Merkmalen, wies aber einen deutlichen Zusammenhang untereinander auf ($\text{Chi-Quadrat}_{\text{Yates}} = 4{,}39$; $p = 5\%$).

Im jungen Erwachsenenalter ließen sich bei den ehemals als frühkindlich hirngeschädigt diagnostizierten Probanden normaler Intelligenz im Bereich der psychosozialen Auffälligkeiten ein fehlender Berufsabschluß (25%), Straffälligkeit (21%), häufigerer Arbeitsstellenwechsel – mehr als zwei bisher – (19%) und nicht vorhandener Abschluß der 8. Klasse (19%) am häufigsten finden.

Die Gesamtheit der psychosozialen Auffälligkeiten im jungen Erwachsenenalter (sozialer Risikoindex II) korrelierte mit psychosozialen Risiken im Kindesalter (sozialer Risikoindex I) – $r = 0{,}283$; $p = 1\%$.

3.3.4.2. Partnerbeziehung und Familiengründung

Im Unterschied zur Berufsausbildung, die bei den meisten Probanden zum Zeitpunkt der Nachuntersuchung schon abgeschlossen war, hat die Familiengründung erst begonnen. Dennoch waren 29% der Untersuchungsstichprobe bereits verheiratet, ebenso viele hatten eigene Kinder. Dabei stellten die weiblichen Probanden erwartungsgemäß, berücksichtigt man das durchschnittliche Alter der untersuchten Stichprobe (etwa 22 Jahre), den signifikant größeren Anteil der Verheirateten ($\text{Chi-Quadrat}_{\text{Yates}} = 8{,}16$; $p = 1\%$). In diesem Zusammenhang ist wohl auch die Tatsache zu sehen, daß sie häufiger über eigenen Wohnraum verfügen als männliche Probanden ($\text{Chi-Quadrat}_{\text{Yates}} = 8{,}16$; $p = 1\%$). Hinsichtlich Eheschließung und Familiengründung scheint sich also die soziale Integration der ehemals frühkindlich hirngeschädigten Probanden unauffällig anzubahnen. Die normalintelligenten Enzephalopathen haben in der Partnerfindung, legt man die prozentualen Häufigkeiten der bereits Verheirateten zugrunde, offensichtlich weniger Schwierigkeiten als die debilen Enzephalopathen (vgl. *Thaut*, Kap. 4). Doch möglicherweise täuschen die Zahlen (29% verheiratet bei den Normalintelligenten; 16% verheiratet bei den Debilen) über durchaus vorhandene Probleme und Behinderungen der normalintelligenten ehemaligen Patienten in der sozialen Kontaktaufnahme und Herstellung stabiler Partnerbeziehungen hinweg. Die erhobenen Angaben zum Sexualverhalten (Alter beim 1. Geschlechtsverkehr, Anzahl der Sexualpartner, durchschnittliche Dauer der Partnerschaften mit sexuellen Beziehungen) deuten teilweise darauf hin.

Partnerschaften mit sexuellen Beziehungen sind bei den weiblichen Probanden deutlich von längerer Dauer als bei den männlichen (Chi-Quadrat$_{Yates}$ = 9,28; p = 1%). Fast ein Drittel der befragten männlichen Probanden (18 von 62) gab 1 bis 4 Wochen als durchschnittliche Dauer einer Partnerschaft mit sexuellen Beziehungen an, während es bei Frauen lediglich 4 von 34 waren. Entsprechend ist die Anzahl der Sexualpartner bei den weiblichen Probanden geringer und unterscheidet sich signifikant von der von den männlichen Probanden angegebenen Anzahl (Chi-Quadrat$_{Yates}$ = 8,42; p = 1%).

Beachtenswert erscheint jedoch, daß ebenfalls etwa über ein Drittel der männlichen Probanden (Alter: $\bar{x}$ = 21,7) noch keine sexuellen Beziehungen aufgenommen hatte. In der von *Borrmann* und *Schille* (1980) befragten Normalpopulation lag der Gipfel des Kohabitarchealters der männlichen Probanden zwischen dem 16. und 17. Lebensjahr.

Patienten mit zerebralen Anfallserkrankungen nehmen im Vergleich zu den ehemals verhaltens- und/oder lerngestörten Enzephalopathen später sexuelle Kontakte auf (Chi-Quadrat = 4,23; p = 5%), zeigen dabei aber deutlich die Tendenz zu stabileren und länger dauernden Partnerschaften (Chi-Quadrat = 11,14; p = 1%).

3.3.4.3. Berufliche Qualifikation, Arbeitsstellenwechsel, Mitgliedschaft in gesellschaftlichen Organisationen und Dienst in der Nationalen Volksarmee

Im Hinblick auf den schulischen und beruflichen Ausbildungsstand ließen sich in der Untersuchungsgruppe keine Geschlechtsunterschiede finden. So kann ein annähernd gleiches Qualifikationsniveau für die weiblichen und männlichen Probanden angenommen werden. Dennoch haben die weiblichen ein signifikant niedrigeres Einkommen als die männlichen Probanden (Chi-Quadrat = 7,99; p = 1%). Leider erlaubt die diesbezüglich wenig differenzierte Art der Datenerhebung keine genaue Analyse dieses Sachverhaltes. Denkbar wäre ein häufigerer Einsatz von männlichen Probanden im technischen Bereich in Schwerpunktbetrieben der Industrie, während die weiblichen möglicherweise stärker im Dienstleistungs- und Sozialbereich tätig sind, wo zumindest zum Zeitpunkt der Untersuchung die Verdienstmöglichkeiten geringer waren.

Das ebenfalls niedrigere Einkommen der Patienten mit zerebralen Anfallsleiden, verglichen mit dem der ehemals lern- und/oder verhaltensgestörten Patienten (Chi-Quadrat = 10,07; p = 1%), dürfte dagegen seine Ursache in dem symptomatisch geringeren beruflichen Qualifikationsniveau der Anfallskranken haben (Chi-Quadrat = 3,07; p = 10%). Die Tatsache, daß Anfallspatienten von der Tendenz her seltener eine abgeschlossene Berufsausbildung haben als die anderen Probanden, obwohl sie sich im erreichten Schulabschluß nicht voneinander unterscheiden, könnte auf unzureichende Rehabilitationsmaßnahmen hindeuten.

Arbeitsstellenwechsel kommen bei den normalintelligenten, leicht frühkindlich hirngeschädigten männlichen Probanden häufiger vor als bei den weiblichen (Chi-Quadrat = 4,04; p = 5%). Zum Zeitpunkt der ambulanten Nachuntersuchung hatten 78,9% der ehemaligen Patienten 1 bis 2 Arbeitsstellen, 19% 3 und mehr gehabt. Einige wenige Probanden befanden sich noch in der Ausbildung.

Die Mitgliedschaft in gesellschaftlichen Organisationen und dortige Übernahme von Funktionen sowie der Erwerb der Fahrerlaubnis waren bei den normalintelligenten Enzephalopathen erwartungsgemäß häufiger anzutreffen als bei den debilen (normalintelligente versus debile – Mitgliedschaft in gesellschaftlichen Organisationen: 85,4% – 73,2%; Funktionen in gesellschaftlichen Organisationen: 22,9% – 14,1%; Fahrerlaubnis: 41,1% – 23,8% – vgl. *Thaut*, Kap. 4).

Anfallspatienten hatten in der Untersuchungsgruppe seltener gesellschaftliche Funktionen inne im Vergleich zu Patienten mit Lern- und/oder Verhaltensstörungen (Chi-Quadrat = 4,28; p = 5%).

Insgesamt sind ehemalige frühkindlich hirngeschädigte Probanden normaler Ausgangsintelligenz häufiger mindestens in einer gesellschaftlichen Organisation Mitglied, wenn ihr familiäres Bildungsniveau im Kindesalter als günstig eingeschätzt wurde (Chi-Quadrat$_{Yates}$ = 4,86; p = 5%).

Die relativ hohe Zahl der vom Dienst in der Nationalen Volksarmee Ausgemusterten rekrutierte sich vorrangig aus den Anfallspatienten, die fast alle (16 von 18) als wehrdienstuntauglich eingestuft wurden, während von den ehemals verhaltens- und/oder lerngestörten Patienten gut ein Drittel (14 von 44) ausgemustert wurde. Ausschlaggebend dürften für diese Entscheidung in erster Linie die Folgen der neuropsychiatrischen Erkrankung sein, weniger der Intelligenzbefund, der bei den Debilen und Imbezillen sicherlich vordergründig Berücksichtigung fand.

3.3.4.4. Straffälligkeit

Die soziale Eingliederung der normalintelligenten, leicht frühkindlich Hirngeschädigten ist, betrachtet man den besorgniserregenden Anteil straffällig gewordener, nicht unproblematisch, auch wenn sie sich im Hinblick auf Familiengründung und gesellschaftliche Aktivitäten unauffällig anzubahnen scheint.

Die normalintelligenten Enzephalopathen übertreffen hinsichtlich der Straffälligkeit mit 21% die debilen, deren 16% sich jedoch nicht signifikant und wahrscheinlich nur durch ihre für manche Delikte verminderte strafrechtliche Verantwortlichkeit abheben (vgl. *Thaut*, Kap. 4). Die Kriminalität der Hirngeschädigten liegt erheblich über der für die 7 strafmündigen Jahre von 14 bis 20 zu erwartenden kumulativen Häufigkeit von 4,2%, wenn man 0,6% als Kriminalitätsziffer eines Jahres nach dem Statistischen Jahrbuch der DDR von 1972 zugrunde legt. Die Probanden der untersuchten Stichprobe wurden um ein 4- bis 5faches häufiger straffällig, worin eine für sie erheblich erschwerte Übernahme der Regeln und Normen des gesellschaftlichen Zusammenlebens zum Ausdruck kommt. Dabei wird der aus der Kriminalitätsstatistik bekannte hohe Anteil männlicher Probanden an der Kriminalitätsziffer mit 29,03% gegenüber 5,88% der weiblichen sichtbar (Unterschied auf dem 5%-Signifikanzniveau – t-Test). Die Art der Delikte erfährt keine Häufung in eine bestimmte Richtung.

Hinsichtlich der mittleren Intelligenztestleistung unterscheiden sich die straffällig gewordenen Probanden nicht von den nicht straffällig gewordenen:

- straffällig: Gesamt-IQ $\bar{x} = 96,0$,
- nicht straffällig: Gesamt-IQ $\bar{x} = 95,6$.

Bei Probanden mit dem Abschluß der 10. bzw. 12. Klasse sind seltener straffällig Gewordene anzutreffen als unter denen mit niedrigerem Schulabschluß. In der Gruppe der 8-Klassen-Schüler, sowohl der Normal- als auch der Sonderschule, gibt es keinen nennenswerten Unterschied in der Häufigkeitsverteilung bezüglich der Straffälligkeit, während in der Gruppe mit Abschluß der 5.–7. Klasse straffällig gewordene Probanden gegenüber nicht straffällig gewordenen häufiger vorkommen. Die Abbildung 4 soll diesen Sachverhalt verdeutlichen:

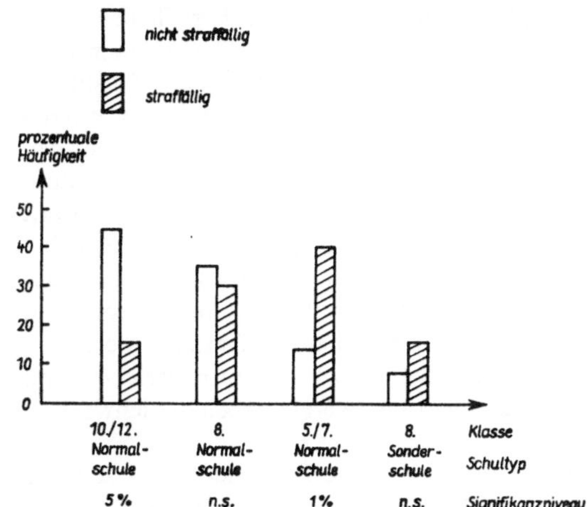

Abb. 4: Prozentuale Häufigkeit straffällig gewordener Enzephalopathen normaler Ausgangsintelligenz in Abhängigkeit vom Schulabschluß.

Insgesamt kann festgestellt werden, daß Probanden mit einem niedrigeren Schulabschluß häufiger zu kriminellen Delikten neigen (Chi-Quadrat$_{Yates}$ = 3,717; p = 5% eins.).

Straffällig gewordene Probanden bleiben auch signifikant häufiger ohne beruflichen Abschluß (Chi-Quadrat$_{Yates}$ = 4,921; p = 5%). Sie sind also seltener in der Gruppe der Facharbeiter und Studenten anzutreffen. Innerhalb der Gruppe der Teilfacharbeiter gibt es keine signifikanten Häufigkeitsunterschiede. Die Abbildung 5 veranschaulicht das:

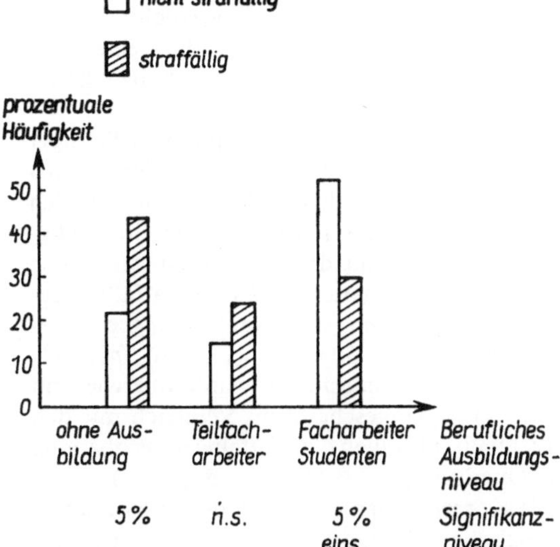

Abb. 5: Prozentuale Häufigkeit straffällig gewordener Enzephalopathen normaler Ausgangsintelligenz in Abhängigkeit vom Ausbildungsniveau.

Folge des unzureichenden beruflichen Ausbildungsniveaus der straffällig Gewordenen trotz durchaus vorhandener intellektueller Leistungsvoraussetzungen, betrachtet man den mittleren Intelligenzquotienten, dürfte ihr sich von den anderen Probanden signifikant abhebender häufigerer Arbeitsstellenwechsel sein (Chi-Quadrat$_{\text{Yates}}$ = 10,501; $p = 1\%$). Aufgrund der geringen beruflichen Qualifikation könnte es eher zu Konflikten in der Anforderungsbewältigung kommen. Andererseits wäre auch eine ständige Unterforderung vorstellbar, die zu Monotonieerleben und damit zu einem häufigeren Arbeitsstellenwechsel führt.

Straffällig gewordene Probanden sind seltener gesellschaftlich organisiert (Chi-Quadrat$_{\text{Yates}}$ = 4,802; $p = 5\%$), wobei die Mitgliedschaft in einer Organisation in der Auswertung schon als positiv berücksichtigt wurde.

Betrachtet man den Komplex des Ausbildungsstandes der straffällig gewordenen ehemaligen Patienten zusammenfassend, macht sich gerade hier die vordringliche Aufgabe deutlich, Hirngeschädigten mit Lern- und/oder Verhaltensstörungen in stärkerem Maße ihren Voraussetzungen entsprechend günstigere und adäquate schulische und berufliche Ausbildungsmöglichkeiten zu schaffen, um von dieser Seite eine konfliktfreiere soziale und gesellschaftliche Eingliederung zu erreichen.

Welche Beziehungen konnten zwischen in der Kindheit erhobenen sozio-demographischen und psychosozialen Variablen und dem Merkmal „Straffälligkeit" gefunden werden? Mit der Beantwortung dieser Frage soll versucht werden, Einflußfaktoren aufzudecken, die eine kriminogene Entwicklung begünstigt haben könnten.

Häusliche Verhältnisse im Sinn vollständiger bzw. unvollständiger Familie sowie der Berufsabschluß des Vaters haben in der vorliegenden Untersuchung keine Beziehung zur Straffälligkeit. Zum Zeitpunkt der stationären Aufnahme im Kindesalter hatten später straffällig gewordene Probanden signifikant häufiger ungelernte Mütter (Chi-Quadrat$_{\text{Yates}}$ = 3,68; $p = 5\%$ eins.). Das Erziehungsmilieu wurde überwiegend als ungünstig eingeschätzt im Vergleich mit den hinsichtlich Deliquenz unauffälligen Probanden (Chi-Quadrat$_{\text{Yates}}$ = 3,112; $p = 5\%$ eins.).

Die Korrelationen zwischen den biologischen (biologischer Risikoindex) sowie den psychosozialen Einflußgrößen (sozialer Risikoindex) und dem Merkmal „Straffälligkeit" sind überzufällig:

sozialer Risikoindex I $r = -0{,}215$ $p = 5\%$
biologischer Risikoindex $r = -0{,}360$ $p = 1\%$

(Die negativen Vorzeichen kommen durch die umgekehrte Polung der beiden betrachteten Variablen zustande.) Beide Korrelationskoeffizienten unterscheiden sich nicht voneinander, so daß das stärkere Wirksamwerden eines der beiden Einflußbereiche nicht geschlußfolgert werden kann.

Betrachtet man die Gruppe der Nicht-Straffälligen und vergleicht man sie mit denen der Gruppe der Straffälligen, so erhält man folgendes Bild (Tab. 6):

Tab. 6: Vergleich der mittleren Risikoindizes zwischen den Gruppen der Nicht-Straffälligen und der Straffälligen

	Nicht-Straf-fällige $n = 77$	Straf-fällige $n = 19$	p
biologischer Risikoindex			
$\bar{x}$	0,76	1,21	5% ein-
s	0,36	1,08	seitig
Index für organische Befunde			
$\bar{x}$	1,69	1,84	n. s.
s	0,87	0,76	
sozialer Risikoindex I			
$\bar{x}$	0,68	1,63	2%
s	0,98	1,07	
sozialer Risikoindex II			
$\bar{x}$	0,70	2,84	1%
s	0,80	1,46	

Im Hinblick auf die mittleren biologischen Risiken, die ja prä-, peri- und postnatale Schädigungsmöglichkeiten implizieren, unterscheiden sich die beiden Gruppen nur bei Zulassung der einseitigen Fragestellung, d. h. bei der hypothetischen Annahme einer stärkeren Risikobelastung der straffälligen Hirngeschädigten.

Diese erhöhte biologische Risikobelastung ist nicht unabhängig vom sozialen Bedingungsgefüge (s. auch Abschnitt 3.2).

Für die straffällig gewordenen Probanden gilt, wie die Tabelle 6 ausweist, daß sie bereits im

Kindesalter einen signifikant höheren mittleren sozialen Risikoindex als die nicht delinquenten Probanden haben. Im jungen Erwachsenenalter erhöht sich die Differenz zwischen beiden Gruppen bezüglich sozialer Auffälligkeiten noch deutlicher (s. Tabelle 6.)

Ungünstige psycho-soziale Entwicklungsbedingungen im Kindesalter können zu Behinderungen in der Aneignung der sozialen Umwelt und damit zu Behinderungen in der Ausbildung gesellschaftlich relevanter Normsysteme führen. *Dettenborn* und *Fröhlich* (1971) belegen anhand von Arbeiten verschiedener Autoren, daß Mängel in der Familienkonstellation, disharmonische Familienverhältnisse, Pendel- und emotionale Mangelerziehung bereits im Kindesalter negative Folgen im Einstellungssystem sowie im Sozial- und Leistungsverhalten nach sich ziehen. Die daraus resultierenden Mängel und Wertabweichungen im Gefüge der inneren Bedingungen der Persönlichkeit können durch alterstypische Besonderheiten und damit einhergehende inter- und intrapersonelle Konflikte eher kriminelle Handlungen mitbedingen. Das Zurückbleiben der Schulleistungen hinter den intellektuellen Leistungsvoraussetzungen scheint bei den frühkindlich hirngeschädigten Probanden normaler Ausgangsintelligenz der Anfang einer folgenschweren Kette zu sein:

- niedriger Schulabschluß – daraus folgt
- keine oder nur eine Teilberufsausbildung – daraus folgt
- Unzufriedenheit mit der beruflichen Tätigkeit durch Über- oder Unterforderung; mangelnde soziale Anerkennung der ausgeübten Tätigkeit; aber auch soziale Ablehnung wegen des durchaus möglichen unangepaßten Sozialverhaltens – daraus folgt
- häufiger Arbeitsstellenwechsel – daraus folgt
- mangelnde soziale und gesellschaftliche Integration.

Die kriminogene Wirkung von Folgen frühkindlicher Hirnschädigung ist aus katamnestischen Erhebungen an jugendlichen Delinquenten bekannt. *Szewczyk* und *Wolf* (1975) ermittelten die Enzephalopathie als eine der fünf Hauptursachen delinquenten Verhaltens. Andererseits verweist *Neumärker* (1978) auf die Warnung verschiedener Autoren, die Bedeutung des organischen Psychosyndroms als pathogenetischen Faktor für die Entstehung kindlicher Verhaltensstörungen, dissozialer und krimineller Entwicklungen zu überschätzen. In einer eigenen Untersuchung verglich er nicht-hirngeschädigte, fraglich hirngeschädigte und hirngeschädigte jugendliche Straftäter im Hinblick auf soziale Konstellationen (Familienverhältnisse, Erziehungspraktiken, Qualifikationsniveau der Eltern), die Intelligenz und den psychischen Status. In der Diskussion seiner Ergebnisse, die keine wesentlichen Gruppenunterschiede erbrachten, betont er die Bedeutung des sozialen Bereiches (Familien- und Schulsituation) für die Entwicklung dissozialer Verhaltensweisen. Eine frühkindliche Hirnschädigung kann sich als begünstigender Faktor im Sinne der von *Göllnitz* (1961) und *Lempp* (1964) beschriebenen Milieuanfälligkeit zusätzlich negativ auf das soziale Bedingungsgefüge auswirken.

Auch die vorliegenden Untersuchungsergebnisse belegen den hohen Stellenwert ungünstiger psychosozialer Entwicklungsbedingungen für das Zustandekommen delinquenten Verhaltens. Die Relevanz pathologischer organischer Befunde scheint dabei in den Hintergrund zu treten (s. Tabelle 6 auf S. 32), wenn man sich die Tatsache verdeutlicht, daß in der Untersuchung keine Beziehungen zwischen dem Merkmal „Straffälligkeit“ und Auffälligkeiten im Schädelröntgenogramm, im Pneumenzephalogramm, im Elektroenzephalogramm sowie in der Gesamtheit pathologischer organischer Befunde nachgewiesen werden konnten.

3.3.5. Zusammenfassende Betrachtung der Untersuchungsergebnisse

Psychologische Zielgrößen in der vorliegenden Untersuchung sind überwiegend Leistungsparameter. Die Ergebnisse belegen eine Determination dieser Größen durch milieuabhängige und soziale Einflußfaktoren.

Die Intelligenzeinschätzung im Kindesalter zeigt einen Zusammenhang mit familiären Bedingungen das Erziehungs- und Bildungsmilieu betreffend. In der weiteren Entwicklung weisen die intellektuellen Leistungsvoraussetzungen außerdem Beziehungen zu Merkmalen der sozialen Integration (Schul-, Berufsabschluß und Arbeitsstellenwechsel) auf, wobei offen bleiben muß, ob die unzureichende Qualifikation eine Folge der leichten Intelligenzminderung ist, oder ob durch unzureichende bzw. dem Hirnschaden inadäquate Anforderungen Lern- und Leistungsfortschritte behindert wurden. Letzteres liegt nahe, zeigt sich doch insgesamt, daß Probanden mit einem niedrigeren allgemeinen Leistungsniveau (Intelligenz, Motorik und Konzentration) im Hinblick auf ihre soziale und gesellschaftliche Integration beeinträchtigt sind.

Unter dem Aspekt, daß ein Zusammenhang psychologischer Zielgrößen mit

- psychosozialen Merkmalen häufig,
- biologischen Risiken kaum (nur bezüglich kleinkindlicher Entwicklungsverzögerungen) und
- mit pathologischen Organbefunden in der Untersuchung nicht zu belegen ist,

wird der Stellenwert günstiger psychosozialer Entwicklungsbedingungen für ehemals frühkindlich Hirngeschädigte besonders hervorgehoben.

Die dargestellten Ergebnisse zum Problem der Straffälligkeit bei als frühkindlich hirngeschädigt diagnostizierten ehemaligen Patienten normaler Ausgangsintelligenz unterstreichen das besonders eindrucksvoll. Nicht die somatischen Befunde, die zur Objektivierung der Hirnschädigung im Kindesalter herangezogen wurden, auch nicht die im jungen Erwachsenenalter erfaßten intellektuellen Leistungsvoraussetzungen unterscheiden straffällig gewordene Probanden von nicht-straffällig gewordenen, sondern die Gesamtheit der psychosozialen Risiken im Kindesalter und die im jungen Erwachsenenalter feststellbaren Zeichen einer noch unzureichenden sozialen und gesellschaftlichen Integration wurden zum wichtigsten Unterscheidungsmerkmal zwischen beiden Gruppen.

Mit steigendem Alter der Kinder nimmt die Bedeutung des sozialen Bedingungsgefüges für die psychische Entwicklung, wie die Ergebnisse zeigen, zu. Die Wirkung biologischer Risiken wird durch psychosoziale Bedingungen differenziert. In seiner Untersuchung an perinatologischen Risikokindern konnte *Meyer-Probst* (1980) ebenfalls nachweisen, daß die biologischen Risiken einem Kompensationsprozeß unterliegen, während die psychosozialen Risiken ihre entwicklungsdeterminierende Wirkung beibehalten oder verstärken.

3.4. Kontrollgruppen-Vergleich

3.4.1. Stichprobe

Neben Aussagen über den Entwicklungsverlauf der ehemaligen frühkindlich hirngeschädigten Patienten interessiert die Frage, ob diese sich im Hinblick auf die psychologischen Variablen (Intelligenz, Konzentration, Motorik, neurosenrelevantes Verhalten) sowie die sozialanamnestischen und soziodemographischen Daten (Untersuchungsbogen für das junge Erwachsenenalter) von vermeintlich hirngesunden Altersgenossen unterscheiden.

Dazu wurden zu 18 Patienten, die den Verhaltensfragebogen nach *Höck* und *Hess* (1975) zusätzlich beantwortet hatten, nach Alter, Geschlecht und Berufsabschluß parallelisierte Kontrollpersonen, die dem Kriterium „noch nie in nervenärztlicher Behandlung gewesen zu sein“ genügen mußten, gesucht. Auffälligkeiten, die Schwangerschaft, Geburt und frühkindliche Entwicklung betreffen, wurden vor der eigentlichen Untersuchung erfragt. So sollten von vornherein diesbezüglich auffällige Kontrollpersonen ausgeschlossen werden. Es handelt sich unter diesen Bedingungen also um eine wahrscheinlich hirngesunde Vergleichsgruppe. Dabei muß natürlich die mangelnde Trennschärfe der zugrunde gelegten Selektionskriterien beachtet werden, erwiesen sich doch in Untersuchungen von *Meyer-Probst* u. a. (1980) anamnestische Hinweise (nach Angaben der Mutter) als Hirnschaden-Indikatoren unbefriedigend tauglich.

Auf die Erfassung medizinischer Befunde wurde auch aus organisatorischen Gründen verzichtet. Die Kontrollpersonen wurden im Wohnheim des Wohnungsbaukombinates Rostock und in der Warnow-Werft untersucht.

Neben den im Untersuchungsbogen für das junge Erwachsenenalter vorgegebenen sozialanamnestischen und sozio-demographischen Daten wurden die Berufe der Eltern, die Familienverhältnisse (vollständige – unvollständige Familie) sowie das Erziehungsmilieu erfragt. Diese Merkmale wurden alternativ beurteilt, um annähernd die psychosozialen Entwicklungsbedingungen der Kontrollpersonen transparent und mit denen der Patientengruppe vergleichbar zu machen.

Die Parallelisierung der Probanden nach dem Berufsabschluß erwies sich als nicht ganz einfach, fanden sich doch unter den insgesamt zur Verfügung stehenden Kontrollpersonen selten welche ohne jegliche Berufsausbildung. So ergab es sich, daß in zwei Fällen die Berufsabschlüsse nicht übereinstimmten:

	Patienten	*Kontrollpersonen*
weiblich	ohne Ausbildung	ungelernt tätig (aber im Besitz eines Facharbeiterabschlusses)
männlich	ohne Ausbildung	Teilfacharbeiter

Der Schulabschluß wurde nicht als Parallelisierungskriterium benutzt, da bei der Vorauswahl der Kontrollpersonen diesbezüglich keine Informationen zugänglich waren. Hinsichtlich des erreichten Schulabschlusses ergaben sich bei 4 Kontrollpersonen höhere Abschlüsse, bei 2 Kontrollpersonen niedrigere im Vergleich mit dem entsprechenden Patienten.

3.4.2. Ergebnisse

Der Vergleich der alternativ beurteilten Merkmale zwischen Kontroll- und Patientengruppe erbrachte für die Familienverhältnisse und das Erziehungsmilieu keine Differenzen, so daß unter Vorbehalt von diesbezüglich ähnlichen Bedingungen ausgegangen werden kann. Die Kontrollpersonen hatten aber signifikant häufiger ungelernte Mütter (t-Test: $p = 5\%$). In der Geschwisterzahl unterscheiden sich die Verteilungen stark voneinander (nach *Brandt-Snedecor*: 16,063; $p = 0{,}1\%$) und zeigen eine Häufung von 5 und mehr Geschwistern in der Kontrollgruppe.

Die Tabelle 7 gibt im Vergleich einen Überblick über die psychologischen Zielgrößen der Untersuchung.

Auf eine Überprüfung der Mittelwertsunterschiede im Bereich der Intelligenz wurde verzichtet, da sich die Werte augenscheinlich nicht voneinander unterscheiden, zumal die Variation der Testleistungen in beiden Gruppen sehr groß ist. Die Kontrollgruppe zeigt in allen Meßgrößen der Intelligenz die größere Leistungsvariabilität. Dabei unterscheiden sich die Streuungen des Gesamt-Intelligenzquotienten ($p = 1\%$) signifikant voneinander.

Auf die größere Variabilität von Leistungswerten hirngeschädigter im Vergleich mit hirngesunden Probanden wurde in der Literatur mehrfach hingewiesen. Hier zeigt sich, bezogen auf die Intelligenzmeßwerte, der umgekehrte Tatbestand, der sich wohl am ehesten aus der größeren Inhomogenität in der Gruppenzusammensetzung der Kontrollpersonen erklären läßt. Diese Inhomogenität ergibt sich auch schon aus der großen Variation der Schulabschlüsse.

Analog den Ergebnissen zur intellektuellen Leistungsfähigkeit ließen sich auch im Bereich der Motorik und der konzentrativen Belastbarkeit keine Gruppenmittelwertsunterschiede nachweisen. Achtzehn der frühkindlich hirngeschädigten Probanden normaler Ausgangsintelligenz unterscheiden sich im jungen Erwachsenenalter in den geprüften psychologischen Leistungsvariablen Intelligenz, Motorik und Konzentration nicht von gleichaltrigen, vermeintlich hirngesunden Konrollpersonen. Dieses Ergebnis könnte den Sachverhalt einer nicht fortschreitenden geistigen Entwicklungsverlangsamung frühkindlich Hirngeschädigter, wie er schon im Abschnitt zur Intelligenzänderung belegt werden konnte, weiter untermauern.

Tab. 7: Vergleich der psychologischen Zielgrößen zwischen der Hirngeschädigten- und der Kontrollgruppe

		Hirngeschädigte $n = 18$	Kontrollgruppe $n = 18$	p
Intelligenz				
Gesamt-IQ	$\bar{x}$	92,94	93,00	
	s	10,02	15,47	5%
Verbal-IQ	$\bar{x}$	90,77	91,61	
	s	8,56	15,98	1%
Handl.-IQ	$\bar{x}$	96,17	95,50	
	s	12,37	15,14	
Motorik	$\bar{x}$	95,22	99,22	n. s.
	s	16,36	13,14	
Konzentration (Angaben in Standardwerten)				
Gesamtleistungsmenge	$\bar{x}$	98,28	93,11	n. s.
	s	10,88	8,66	
Gesamtleistungsmenge minus Fehler	$\bar{x}$	96,33	91,50	n. s.
	s	10,89	10,99	
emotionale Instabilität				
Verhaltensfragebogen	$\bar{x}$	23,83	19,77	5% einseitig
	s	7,16	6,56	

Im Verhaltensfragebogen zeigen die ehemaligen Patienten einen höheren Gruppenmittelwert, der, gemessen an den Standardisierungsnormen dieses Siebtests, zur Einschätzung „fraglich neurotisch" tendiert. Bei Zulassung der einseitigen Fragestellung unterscheidet sich der Gruppenmittelwert der Hirngeschädigten auf dem 5%-Signifikanzniveau von dem der Kontrollgruppe. Zum einen scheint die einseitige Fragestellung aus der Kenntnis einer stärkeren psychovegetativen Dekompensationsneigung Hirngeschädigter und zum anderen auch unter Bezugnahme auf die Ergebnisse von *Thaut* (1978) gerechtfertigt zu sein. Sie konnte unter Verwendung eines, bezogen auf die Achsensyndrom-Problematik relativ unspezifischen, Fragebogens (Maudsley Medical Questionnaire – MMQ) im Intergruppenvergleich (hirngeschädigte Kinder – gesunde Kontrollkinder; nach Alter, Geschlecht und Intelligenz parallelisiert) schon signifikante Unterschiede in den Neurosewerten nachweisen. Demzufolge neigen hirngeschädigte Kinder verstärkt zu emotional labilen (neurotischen) Reaktionen, was als Bestätigung der klinisch bekannten Milieuanfälligkeit gewertet wird.

Es könnte insgesamt mit Zurückhaltung geschlußfolgert werden, daß bei ehemals frühkindlich hirngeschädigten Probanden normaler Ausgangsintelligenz im Leistungsbereich eine Angleichung an das Niveau vermeintlich hirngesunder im jungen Erwachsenenalter erreicht wird, wenn der gesellschaftlich geförderte Lernzuwachs durch Schul- und Berufsausbildung beendet ist, sich jedoch im Bereich der psychischen Stabilität (Sicherheit, Frustrationstoleranz, Stimmungslabilität) Beeinträchtigungstendenzen zuungunsten der hirngeschädigten Probanden zeigen. Zurückhaltung in der Bewertung der Ergebnisse scheint geboten:

- wegen des geringen Stichprobenumfanges,
- wegen der inhomogenen Stichprobenzusammensetzung (Variation der Schulabschlüsse) und
- wegen der mangelnden Trennschärfe der zugrunde gelegten Selektionskriterien im Hinblick auf das Merkmal „ohne frühkindliche Hirnschädigung“ (Verzicht auf medizinische Daten, anamnestische Daten unzureichend erhoben – s. auch *Vogel* 1975).

Bezüglich des Familienstandes, der Anzahl der Kinder, der Anzahl bisheriger Arbeitsstellen und der Straffälligkeit ließen sich keine Unterschiede zwischen der kleinen Patientengruppe und den Kontrollpersonen nachweisen. Die Kontrollpersonen gehören allerdings mehr gesellschaftlichen Organisationen an (Chi-Quadrat$_{Yates}$ $= 5{,}33$; $p = 5\%$), ohne jedoch dort Funktionen innezuhaben. Der Tatbestand einer häufigeren Ausmusterung der Hirngeschädigten vom Dienst bei der Nationalen Volksarmee wurde erwartet und bereits diskutiert.

Ehemalige Patienten hatten seltener sexuelle Beziehungen aufgenommen als Kontrollpersonen (Chi-Quadrat $= 5{,}9$; $p = 5\%$). In der Anzahl bisheriger Sexualpartner (Kontrollgruppe: $\bar{x} = 5{,}8$; Patientengruppe: $\bar{x} = 4{,}25$ und im durchschnittlichen Alter bei der Erstaufnahme heterosexueller Kontakte unterscheiden sich die beiden Gruppen nicht signifikant voneinander (Alter: $\bar{x} = 17{,}0$ für die Kontrollgruppe; $\bar{x} = 17{,}8$ für die Patientengruppe).

Zusammenfassend läßt sich, bezogen auf die dem Vergleich zugrunde liegende kleine Gruppe feststellen, daß es keine gravierenden Differenzen hinsichtlich der sozialen und gesellschaftlichen Integration zwischen den ehemals frühkindlich hirngeschädigten und den vermeintlich hirngesunden Probanden gibt, wenngleich die erfaßten sozialanamnestischen und soziodemographischen Daten als Statuscharakteristika mit Sicherheit nicht die Dynamik der psychosozialen Integration widerspiegeln und deshalb als informative Teilaspekte zu betrachten sind. Berücksichtigung bei der Bewertung dieser Ergebnisse sollte auch der im Rahmen der Darstellung psychologischer Ergebnisse aufgezeigte Aspekt der mangelnden Trennschärfe der zur Bildung der Kontrollgruppe herangezogenen Selektionskriterien finden.

3.5. Diskussion

Die vorliegende Längsschnittstudie an ehemaligen frühkindlich hirngeschädigten Patienten normaler Ausgangsintelligenz orientierte sich an zwei Erhebungszeitpunkten. Ersterer lag im Kindesalter (Altersdurchschnitt 11,6 Jahre) und war durch die Erhebung von Routinebefunden im Rahmen einer stationären kinderneuropsychiatrischen Diagnostik charakterisiert. Damit war zwangsläufig ein retrospektives Aufarbeiten des Datenmaterials verbunden. Auf einige diesbezügliche methodische Probleme wurde in den Abschnitten 1 und 2 des Kapitels eingegangen. Die Patienten wurde im jungen Erwachsenenalter (Altersdurchschnitt 21,7 Jahre) wiederholt medizinisch und psychologisch untersucht. Ein Zeitraum von 10 Jahren, in dem eine Reihe bedeutsamer Veränderungen (im Sinn von Positions- und Relationswandel innerhalb des Lebensprozesses – *Schmidt*, 1982) für jeden einzelnen Probanden stattfanden (Berufswahl, Ablösung vom Elternhaus, z. T. Familiengründung usw.), ist für die differenzierte Erfassung psychosozialer Entwicklungsbedingungen und deren Wandel zu lang.

Alle im Hinblick auf die soziale und gesellschaftliche Integration im jungen Erwachsenenalter erhobenen Merkmale sind Statuscharakteristika, die nicht die wirkliche Dynamik integrativer psychosozialer Prozesse (kooperative Tätigkeit und interpersonelle Kommunikation) und deren Beeinträchtigungen widerspiegeln. Ähnlich verhält es sich mit den im Kindesalter eingeschätzten psychosozialen Risiken „Erziehungs-“

und „Bildungsmilieu". Läßt man auch die Tatsache der mit Beurteilungsfehlern behafteten Einschätzungen außer acht, so sagen diese Merkmale überhaupt nichts über die Interaktionen zwischen Eltern und Kind aus. Ebensowenig vermag die Untersuchungskonzeption Aufschluß über diesbezügliche Veränderungen (Familienkonstellation usw.) bzw. über Korrekturen von Erziehungshaltungen zu geben.

Es kann vermutet werden, daß in der Phase der „Ablösung" vom Elternhaus (Berufsausbildung) und damit verbunden einer stärkeren Orientierung auf Selbständigkeit der Einfluß elterlicher Erziehungshaltungen und sonstiger Einstellungen auf die Persönlichkeit des heranwachsenden Jugendlichen und späterhin jungen Erwachsenen Änderungen erfährt und andere Bezugspersonen vordergründig die psychosozialen Beziehungen der untersuchten Probanden mitbestimmen.

Das Erleben der eigenen Person in ihrer konkreten Lebenssituation (Selbst- und Umweltkonzept) blieb in der Untersuchung ausgeklammert. Einstellungen sowie Motive im Hinblick auf zu treffende Entscheidungen (Beruf, Partner) und Reflektionen über soziale Beziehungen und Gruppenpositionen fehlen also. Problem- und Konfliktsituationen, ihre emotionale Relevanz sowie kognitive Bewältigungsstrategien wurden nicht eruiert (Frage der psychischen Fehlentwicklung).

Damit zeigt sich eine breite, sicherlich nicht erschöpfend dargestellte Palette subjektiver Faktoren der Persönlichkeitsentwicklung, die in der vorliegenden Untersuchung vernachlässigt wurde. Die Berücksichtigung all dieser Faktoren impliziert natürlich einen methodisch schwer zu realisierenden Zugang. Andererseits offenbart sich auch so eine Fülle von Daten, die machmal wie ein unüberschaubarer Berg anmutete, nicht zuletzt auch durch die immer wieder bewußt werdende Tatsache unvollständiger, retrospektiv gefilterter Daten des ersten Erhebungszeitpunktes, der ja noch keine zielgerichtete Untersuchungskonzeption beinhaltete.

In der undifferenzierten Datenerhebung mag auch ein Grund für die insgesamt gesehen recht niedrigen, wenn auch signifikanten Korrelationen zwischen psychosozialen Risiken bzw. Auffälligkeiten und den psychologischen Zielgrößen der Zweiterhebung liegen.

Der Stellenwert günstiger psychosozialer Bedingungen für die psychische Entwicklung der frühkindlich hirngeschädigten Probanden normaler Intelligenz ist am augenfälligsten. Der Einfluß prä-, peri- und postnataler Komplikationen (als biologische Risiken gefaßt) konnte nur auf kleinkindliche Entwicklungsverzögerungen nachgewiesen werden. Beziehungen zwischen den psychologischen Zielgrößen sowie dem Merkmal „Straffälligkeit" und pathologischen organischen Befunden im einzelnen und in ihrer Gesamtheit ließen sich in der Untersuchungsgruppe nicht belegen.

Die Frage nach der Prognose leicht frühkindlich hirngeschädigter Kinder normaler Ausgangsintelligenz läßt sich offensichtlich nicht über die Betrachtung biologischer Risiken sowie auffälliger organischer Befunde beantworten. Als entscheidend für die psychische Entwicklung der untersuchten Probanden stellten sich Sozialisationsbedingungen dar, die u. a. Ausdruck im familiären Milieu und elterlichen Erziehungsverhalten finden und darüber die psychosoziale Entwicklung fördern oder hemmen können.

Ein Mangelmilieu im Hinblick auf geistige Anforderungen, adäquate Förderung, emotionale Zuwendung und erzieherische Konsequenz korrespondierte im Kindes- sowie im jungen Erwachsenenalter mit der Höhe der Intelligenz. Doch wurden auch andere Leistungsvoraussetzungen (Motorik, Konzentration) davon berührt. Bei im Kindesalter als ungünstig eingeschätzten Erziehungs- und Bildungsbedingungen zeigten sich auch im jungen Erwachsenenalter noch Verminderungen dieser Leistungsparameter. Damit könnte man psychosozialen Bedingungen im Sinn von Mangelbedingungen die Wirkungsweise von Isolation und Deprivation zuerkennen, was zu einer Behinderung in der Aneignung der gesellschaftlichen, sozialen und natürlichen Umwelt führt. Das wird um so deutlicher, betrachtet man den Zusammenhang zwischen der Höhe der intellektuellen Leistungsvoraussetzungen, die auch bei organischer Beeinträchtigung durch die gesellschaftlich bedingten Aneignungsmöglichkeiten des betroffenen Individuums bestimmt werden (*Luria* nach *Jantzen* 1978, S. 113), und dem erreichten beruflichen Qualifikationsniveau, was wiederum nicht unabhängig von der Art des Schulabschlusses ist.

Der Sozialisationsprozeß ist als Aneignungsprozeß zu fassen, dessen Grundprinzip die Tätigkeit ist. Über das Tätigsein werden die Struktur und die Qualität der objektiven Realität angeeignet, die gesetzmäßigen Zusammenhänge der Natur, aber auch in der Gesellschaft und emotionale Zusammenhänge (*Jantzen* 1980, S. 69). Der Aneignungsprozeß bedarf vermittelnder Personen, die Aufgabenstrukturen vorgeben und damit die Möglichkeiten des Bereiches festlegen, den der Lernende an Fähigkeiten erwerben kann (*Jantzen* 1980, S. 123). „Die Aneignung der Fähigkeiten erfolgt nicht quasi natürlich aus den vorliegenden gesellschaftlichen Vergegenständlichungen, sondern immer nur über kooperative Zusammenhänge, d. h. jeder Gegenstand bedarf der Übersetzung in die Handlungsstruktur des Lernenden mittels der Hilfe anderer Menschen, der Sprache, äußerer Pläne" (*Jantzen* 1982, S. 139/40). Fähigkeitsentwicklung und Handlungsmöglichkeiten hängen damit immer von der sozial vermittelten Anforderungs- und Aufgabenstruktur ab. Sind diese Strukturen bisherigen Fähigkeiten nicht adäquat, also nicht lernrelevant, ist effizientes Handeln (Verhalten) nicht möglich.

Zur Beschreibung des individuellen Aneignungsprozesses werden von *Jantzen* (1978 und 1980) die von *Wygotski* (1969) eingeführten Begriffe „Zone der aktuellen Leistung" und „Zone der nächsten Entwicklung" benutzt. Er schreibt dazu (1980, S. 126): „Zone der aktuellen Leistung bezieht sich auf die Fähigkeiten, die ich im Moment gerade beherrsche, die ich realisieren kann. Zone der nächsten Entwicklung kennzeichnet den Bereich zwischen dem aktuellen Niveau der Entwicklung (Zone der aktuellen Leistung), das mit Hilfe selbständig zu lösender Aufgaben bestimmt wird, und dem Niveau, das das Kind bei der nicht selbständigen, sondern gemeinschaftlichen Lösung erreicht." Dabei müßte im pädagogischen wie auch im therapeutischen Prozeß die systematische Erweiterung der Anteile der Zone der nächsten Entwicklung, die selbst organisierbar sind (selbständige Strukturierung von Zielvorstellungen), unbedingt gefördert werden, um Handlungsfähigkeit und Realitätskontrolle zu erweitern.

Welche Bedingungen können dazu führen, daß Lernen nicht in der Zone der nächsten Entwicklung ermöglicht wird, der Aneignungsprozeß also behindert ist?

1. Anforderungs- und Aufgabenstrukturen, an denen Weiterlernen möglich wäre, können nicht sichtbar sein (Unterstimulierung, sensorische Deprivation).
2. Die Situation kann so vielfältig strukturiert sein, daß Lerninhalte jenseits der Zone der nächsten Entwicklung liegen (Überstimulierung, Überforderung).
3. In der Zone der nächsten Entwicklung angebotene Bedingungen und Lerninhalte können sich zueinander widersprüchlich verhalten (Beispiel: klassische Double-Bind-Situation).

Diese theoretischen Grundlegungen *Jantzens* (1978 und 1980) zu Störungen bzw. Behinderungen des Aneignungsprozesses, damit des Sozialisationsprozesses, bilden einen Rahmen, in dem auch die dargestellten Ergebnisse verständlich und interpretiert werden können. Ungünstiges Erziehungs- und Bildungsmilieu kann im Sinn der drei beschriebenen Bedingungen Sozialisationsprozesse stören, die Fähigkeitsentwicklung und die Aneignung gesellschaftlich relevanter Normen und Wertorientierungen (Straffälligkeit) behindern.

Wie mit Hilfe spezieller Anforderungs- und Aufgabenstrukturen lernrelevante Situationen für normalintelligente, aber ermüdbare und konzentrationsschwache Enzephalopathen geschaffen werden können, zeigt u. a. die Einrichtung von Sonderklassen innerhalb der Normalschule für diese Kinder (*Rösler*, *Kleinpeter*, *Carlsen* 1972). Bei diesen speziell geförderten Kindern war der Abfall des Intelligenzquotienten im Laufe der Schulzeit geringfügiger als bei jenen Enzephalopathen, die diese Sonderklassen nicht besuchten. Nach Einschätzung der Klassenlehrer konnten für 73% der ehemaligen Sonderschüler (sie waren nach der 4. Klasse wieder ihrer Herkunftsschule zugeführt worden) der Abschluß der 10. Klasse erwartet werden (in der vorliegenden Untersuchung erreichten ihn nur 39% der normalintelligenten Enzephalopathen). Verzögerungen in der intellektuellen Entwicklung leicht frühkindlich hirngeschädigter Patienten während des Schulalters (vgl. *Göllnitz* und *Rösler* 1975) ließen sich also nicht allein und isoliert als Folgeerscheinung eines hirnorganischen Psychosyndroms interpretieren, sondern auch als Resultat fehlender oder ausgebliebener lernrelevanter Vergegenständlichungen von Anforderungsstrukturen in der Zone der nächsten Entwicklung.

Doch nicht nur der Mangel von lernrelevanten Anforderungsstrukturen beinhaltet Probleme im Vollzug von Tätigkeiten des Erwerbens, auch die Selektion von Entwicklungsaufgaben durch den Erzieher ist nicht ohne Risiko. Dazu schreibt *Schmidt* (1979, S. 267):

„Auswahl ist identisch mit Einschränkung; wer zuteilt, der entzieht auch! ... Sind die von mir vorgesehenen Aufgaben passende Modelle einer absehbaren historischen Zukunft? – so lautet die schwer zu beantwortende Frage, die sich ein Erzieher immer erneut stellen muß, ... Der Erzieher muß das Kind unabhängig machen von seinem Dasein und seiner Führung, er muß es befähigen, seiner Vermittlung eines Tages nicht mehr zu bedürfen und lebenslang eigenständig und verantwortungsbewußt, die jeweiligen Aneignungsprozesse zu realisieren, die seine späteren Lebenslagen erforderlich machen ..."

Zu einem Zeitpunkt, wo Aneignungsprozesse durch Berufsausbildung und -tätigkeit einen neuen Rahmen erfahren, die Vermittler und die Vermittlung von Anforderungsstrukturen sich grundlegend verändert haben und die Zone der nächsten Entwicklung durch neue vergegenständlichte Erfahrungen möglicherweise selbstorganisierbar ist, konnte die im Kindesalter zu beobachtende Verzögerung der geistigen Entwicklung (s. *Göllnitz* und *Rösler* 1978) für die hier untersuchte Gruppe im jungen Erwachsenenalter als nicht fortschreitend belegt werden.

Zusammenfassend läßt sich feststellen: Die Beantwortung der Frage nach der Entwicklungsprognose leicht frühkindlich hirngeschädigter Kinder normaler Intelligenz kann sich nicht isoliert an psychopathologischen Folgeerscheinungen und deren somatischer Objektivierung orientieren. Psychosozialen Entwicklungsbedingungen, d. h. Sozialisationsbedingungen in ihrer ganzen Vielfalt, muß in der Entwicklung hirngeschädigter Kinder, deren größere Störanfälligkeit gegenüber belastenden Milieufaktoren klinisch bekannt ist, erhöhte Aufmerksamkeit zuteil werden. Dabei erweist es sich als unzureichend, diese Bedingungen als positiv oder negativ zu beschreiben und diese Beschreibungen zu Entwicklungsauffälligkeiten in Beziehung zu setzen. Diese Vorgehensweise sagt nichts aus über die tatsächliche Dynamik der Vermittlung der Aneignung mit ihren Risiken und Widersprüchen, die schon allein durch die Tatsache, daß verschiedene Erzieher und Erziehungsmedien die Aneignung vermitteln, begreifbar wird (*Schmidt* 1979).

Eine differenzierte, langfristige und kontinuierliche Analyse der Interaktionen zwischen Eltern und Kind, Lehrer/Erzieher und Kind sowie anderen sozialen Bezugspersonen und den Jugendlichen bzw. jungen Erwachsenen, eingebunden in den Kontext unserer gesellschaftlichen Bedingungen, und die sich daraus ergebenden Handlungsmöglichkeiten für das Kind/den Jugendlichen, die die Fähigkeitsentwicklung bestimmen, erscheint unbedingt in der Anlage von Längsschnittkonzeptionen notwendig. Daraus könnten konkrete Schlußfolgerungen für die Gestaltung und Strukturierung anzueignender gesellschaftlicher Lerninhalte unter Berücksichtigung der Zone der aktuellen Leistung und der Zone der nächsten Entwicklung abgeleitet werden.

Eine weniger festschreibende und klassifizierende psychologische Diagnostik, sondern eine strukturorientierte Diagnostik der Lerninhalte – Diagnostik von der Struktur der Gegenstände (*Jantzen* 1980) – ist die Voraussetzung, um mit Hilfe konkreter Anforderungs- und Aufgabenstrukturen, die den jeweils individuellen, aus der Hirnschädigung resultierenden Aneignungsmöglichkeiten entsprechen, lernrelevante Situationen zu schaffen. Erst letztere ermöglichen effizientes Verhalten und damit Weiterentwicklung. Therapeutische Bemühungen setzen notwendigerweise die Einbeziehung der wichtigsten Interaktionspartner des Kindes voraus und müssen schon im Kindesalter auf eine Stabilisierung günstiger psychosozialer Entwicklungsbedingungen abzielen. Belegen doch die dargestellten Untersuchungsergebnisse ihren engen Zusammenhang mit dem Grad der gesellschaftlichen Integration im jungen Erwachsenenalter.

Psychotherapeutischem Engagement bei psychischen Störungen erwachsener Patienten mit anamnestischen und/oder klinischen Merkmalen einer leichten frühkindlichen Hirnschädigung wird noch häufig in der täglichen klinischen Praxis durch das Suchen und/oder Konstatieren eines für eine psychische Störung ursächlichen hirnorganischen Substrats Einhalt geboten. Das erscheint unter Berücksichtigung der dargestellten Untersuchungsergebnisse und ihrer Diskussion im theoretischen Kontext des Aneigunungskonzeptes nicht gerechtfertigt. Der Wechselwirkung zwischen Hirnschädigung und Sozialisations- und damit Aneignungsbedingungen muß bei der Entscheidung über psychotherapeutische Interventionen und deren Realisierung natürlich jeweils individuell (Zone der aktuellen Leistung – Zone der nächsten Entwicklung) Rechnung getragen werden. Die unbedingte Einbeziehung des sozialen Umfeldes ergibt sich als logische Konsequenz. Neben der Familie gewinnt die berufliche Tätigkeit als Sozialisationsfaktor im Erwachsenenalter eine entscheidende Bedeutung und kann einerseits psychische Gesundheit beeinträchtigen wie auch andererseits spezifische Arbeitsbedingungen eine kompensierende und stabilisierende Funktion für die Persönlichkeitsentwicklung erhalten (*Frese* 1981).

Ein mangelndes berufliches Qualifikationsniveau, was bei den untersuchten Probanden in vielen Fällen unter den eigentlichen intellektuellen Voraussetzungen liegt (s. Gruppe der straffällig gewordenen Probanden), kann im Erwachsenenalter zu einem Sozialisationsrisiko werden. Mit ihm ist u. U. eine geringere Komplexität beruflicher Anforderungen verbunden, die den Einsatz vorhandener Kompetenzen behindert und zu Unzufriedenheit, mangelnder sozialer Anerkennung, Monotonieerleben und Kontrollverlust führen kann sowie langfristig zu einer Verringerung der kognitiven Flexibilität (*Frese* 1981). Die Zielbestimmung einer Therapie muß also bei dem untersuchten Probandenkreis die Einbeziehung der Arbeitssphäre beinhalten und die individuellen Bewältigungsmöglichkeiten beruflicher Anforderungen berücksichtigen und modifizieren.

Die leichte frühkindliche Hirnschädigung muß keine lebenslange Behinderung sein, wenn es gelingt, den Sozialisations- und damit den Aneignungsprozeß der Betroffenen entsprechend ihren Voraussetzungen in dem beschriebenen Sinne zu differenzieren und damit optimal zu strukturieren.

3.6. Zusammenfassung

Die mitgeteilte Follow-up-Studie impliziert vorrangig die Frage nach der Prognose der leichten frühkindlichen Hirnschädigung und ihrer psychopathologischen Folgeerscheinungen im jungen Erwachsenenalter bei normaler Ausgangsintelligenz. Als Entwicklungsbedingungen wurden biologische und psychosoziale Einflußfaktoren auf die Zielgrößen der Untersuchung- Intelligenz, Motorik, Konzentration, soziale und gesellschaftliche Integration der Probanden- betrachtet.

Neben Aussagen über den Entwicklungsverlauf der ehemaligen Patienten interessierte die Frage, ob diese sich im Hinblick auf die psychologischen Variablen und die sozialanamnestischen Daten von vermeintlich hirngesunden Altersgenossen unterscheiden, was den Untersuchungsergebnissen zufolge nicht der Fall ist.

In den Jahren 1973/74 erschienen von 312 einbestellten 96 Probanden zur Nachuntersuchung im jungen Erwachsenenalter, die ehemals kinderneuropsychiatrisch behandelt und mit der Ursachendiagnose „leichte frühkindliche Hirnschädigung" versehen wurden.

Unter dem Aspekt, daß der Zusammenhang psychologischer Zielgrößen mit psychosozialen Merkmalen häufig, mit biologischen Risiken kaum (nur bezüglich kleinkindlicher Entwicklungsverzögerungen) und mit pathologischen organischen Befunden nicht zu belegen ist, wird der Stellenwert günstiger psychosozialer Entwicklungsbedingungen besonders hervorgehoben. Die Frage nach der Prognose der leichten frühkindlichen Hirnschädigung läßt sich also keinesfalls über die isolierte Betrachtung biologischer Einflußgrößen und organischer Befunde beantworten, sondern setzt eine dialektische Betrachtung der Interaktion sozialer und biologischer Parameter voraus.

4. Nachuntersuchung von leichtgradig geistig retardierten Enzephalopathen

Ch. Thaut

4.1. Einführung

Trotz aller Fortschritte der Medizin sind noch etwa 7 bis 10% der Neugeborenen eines Geburtenjahrgangs hirngeschädigt, wobei die Folgen und die graduelle Ausprägung sehr unterschiedlich sein können. Hirngeschädigte Kinder mit und ohne Intelligenzminderung haben deshalb zunehmend das wissenschaftliche Interesse erregt. Die Forschung richtete sich dabei bisher vor allem auf die Auswirkungen im Kindes- und Jugendalter. Gegenstand dieser Arbeit sind nun die Spätfolgen der leichten frühkindlichen Hirnschädigung, wobei sie sich den leicht intelligenzgeminderten Probanden dieser Geschädigtengruppe widmet. Deren Entwicklung wird bis ins junge Erwachsenenalter verfolgt, und es sollen psychische, somatische und soziale Entwicklungstrends mitgeteilt werden. Dabei wird die Frage nach dem Bestehen eines endgültigen Defekts oder eines zeitweiligen Entwicklungsrückstands und den Bedingungen seines möglichen Aufholens gestellt.

Empirische Untersuchungen belegen das langsamere geistige Entwicklungstempo und Zurückbleiben der oligophrenen hinter den normal intelligenten Kindern, wie *Rösler* (1976) referieren konnte. Einen IQ-Abfall wiesen hier schon *Doll* (1921) und *Kuhlmann* (1921) bei jährlichen Überprüfungen an 203 Klinikpatienten nach. Danach kam es zu einer Verlangsamung des absoluten geistigen Leistungsanstiegs im Alter von 6 bis 18 Jahren. Auch spätere Untersuchungen an geistig retardierten Kindern zeigten eine Abnahme des IQ im Schulalter. Der Frage, ob sich dieser relative Intelligenzabfall bis ins spätere Erwachsenenalter fortsetzt oder ein Stillstand eintritt, ging als erster *Muench* (1944) nach. Von 40 hospitalisierten Hilfsschülern, deren Intelligenz im Alter von 13 Jahren mit mehreren Verfahren geprüft worden war, konnten 8 nachuntersucht werden. Die dann 31jährigen Patienten hatten sich im Standford-Binet-Test im mittleren IQ von 64,9 auf 80,3 verbessert. Der IQ war in den anderen Verfahren ebenfalls angestiegen.

Andere Autoren konnten bei Verwendung derselben Verfahren im Erwachsenenalter ähnliche Resultate feststellen. *Clarke* und *Clarke* (1954) sahen bei 59 Patienten innerhalb von 2 Jahren bei einem Durchschnittsalter von 23 Jahren einen mittleren IQ-Anstieg von 66,2 auf 72,7. *Baller*, *Charles* und *Miller* (1967), konnten bei 15 Personen im Alter von 42 Jahren einen mittleren IQ von 75,3 und nach 11 Jahren einen solchen von 81,6 registrieren. Im Ablauf von zweieinhalb Jahren stellten *Rosen*, *Stallings*, *Floor* und *Nowakiwska* (1968) bei 146 Patienten mit einem mittleren Alter von 26 Jahren einen durchschnittlichen IQ-Anstieg von 68,6 auf 70,4 fest. *Imre* (1968) begegnete diesem Phänomen indirekt bei der epidemiologischen Erfassung der Oligophrenen mit Hilfe von Intelligenztests. Dabei fand sich eine größere Häufigkeit bei Kindern und Jugendlichen als bei Erwachsenen.

Die Intelligenzänderungen im Erwachsenenalter werden vorwiegend durch Testergebnisse belegt. In der Literatur finden sich aber wenige weiterführende Hinweise zur Lebensbewältigung solcher ehemaligen Oligophrenen. *Mundy* (zit. nach *Clarke* und *Clarke* 1965, S. 122) erzielte bei 14 Patientinnen durch Vermittlung von Berufsarbeit gegenüber 14 Kontrollpatientinnen gleicher Ausgangslage ohne solche Erfahrungen einen größeren Punktzuwachs im Raven-Test. Hier wird Berufsarbeit als Stimulans geistiger Entwicklung angesehen. *Klauer* (1963) berichtet über die Berufs- und Lebensbewältigung ehemaliger Hilfsschüler. Er betont, daß die Bedeutung der Intelligenz für die Lebensbewährung früher erheblich überschätzt wurde, obwohl unbestritten sei, daß Intelligenztests die höchsten Korrelationen bringen, wenn verschiedene Persönlichkeitsvariablen mit dem Lebenserfolg korreliert werden (S. 138). *Schenk-Danziger* (1959, S. 364ff.) referiert Längsschnittuntersuchungen von *Terman* und Mitarbeitern, die 1500 hochbegabte Kinder (IQ über 135) einige Jahrzehnte verfolgten. Diese Gruppe war der Durschnittsbevölkerung „nahezu in jeder Hinsicht überlegen", u. a. durch berufliche Eingliederung, Straflosigkeit, Eheführung, soziale und charakterliche Eigenschaften.

Amerikanische Untersuchungen belegen den Zusammenhang zwischen Lebenserfolg und Intelligenz bei normal Begabten. *F. J. Mathey* (referiert bei *Klauer* 1963) überprüfte in der BRD den Zusammenhang zwischen Intelligenz und Berufsbewährung und fand dabei eine signifikante intellektuelle Überlegenheit des beruflich bewährten Probanden.

Wie aber sieht es bei der Berufsbewährung der unternormal Begabten aus? *Windle* konnte die englischsprachige Literatur sichten und fand, daß „Anpassung und Intelligenz positiv korrelieren, sofern andere Variablen wie etwa die nachgehende Fürsorge oder der Charakter berücksichtigt werden" (zit. in *Klauer* 1963, S. 79). Der Intelligenz komme für die Lebensbewährung eine wichtige, aber nicht uneingeschränkte Bedeutung zu. Soziale Faktoren würden bislang eine nicht beachtete, überragende Rolle spielen.

Bezüglich der Berufseingliederung findet sich bei *von Laak* (zit. in *Klauer* 1963) der Hinweis, daß 30 bis 50% aller männlichen Hilfsschüler nach der Schulentlassung (überprüft an 10 Veröffentlichungen von 1924 bis 1961) unmittelbar als Hilfsarbeiter beschäftigt werden. Bei den Mädchen liegen die Verhältnisse wesentlich ungünstiger. Die Erfolgsaussichten ehemaliger Hilfsschüler seien sehr gering. Etwa 90% aller ehemaligen Hilfsschlüer würden auf Dauer als Ungelernte oder Angelernte beruflich eingegliedert werden.

Hinsichtlich des Stellenwechsels kam *Stets* (ebenda) zu der Erkenntnis, daß ehemalige Hilfsschüler nicht häufiger wechseln als andere ungelernte Jungarbeiter. In allen Gruppen gibt es eine Minorität, die recht häufig wechselt oder straffällig wird. Diese ist bei ehemaligen Hilfsschülern häufiger anzutreffen oder größer als bei Normalschülern.

Die soziale Integration oligophrener Jugendlicher ist abhängig von verschiedenen Faktoren, so auch von den gesellschaftlichen Verhältnissen, die eine direkte Vergleichsmöglichkeit, z. B. mit den oben referierten Ergebnissen, erschweren. Aus diesem Zeitraum findet sich erstmalig für die DDR eine Darstellung von *Neumüller* (1961), der über das Problem der sozialen Eingliederung – 1960 überprüft an 822 Jugendlichen der Hilfsschulentlassungsjahrgänge von 1957 bis 1959 – berichtet. Ein Wechsel der Arbeitsstellen sei relativ häufig, aber auch regional bedingt. 40% blieben an den zuerst gewählten Arbeitsstellen. Zur Kriminalität werden 9,6% straffällige Jugendliche genannt, wobei jedoch die Mehrheit (68 von 103 Personen) wegen Verwahrlosungserscheinungen zu Heimeinweisung verurteilt wurde. Andrerseits wird festgestellt, daß sich Hilfsschüler im Beruf bewährten, was Ausdruck in Geldprämien fand. Hier ist hinsichtlich der Berufsbewährung der Zeitraum von 5 Monaten bis zu 2 Jahren nach der Schulentlassung wohl noch nicht aussagekräftig genug.

1974/75 untersuchten *Dober* und *Henning* 151 ehemalige Hilfsschüler im Alter von 18 bis 28 Jahren mittels einer standardisierten Befragung zur sozialen Integration. Dabei wurden Freizeit und Konsumgewohnheiten, Partnerbeziehungen und Wohnverhältnisse geprüft und als befriedigend eingeschätzt. Der Anteil der Verlobten und Verheirateten war hier relativ niedrig, das Kohabitarchealter lag deutlich niedriger, die Zahl der unehelichen Kinder höher als in der Normalbevölkerung (*Dober*, *Henning* 1981). An anderer Stelle (*Henning*, *Dober* 1981) wird ihre berufliche Eingliederung betrachtet. Die Berufsbewährung wird in Abhängigkeit vom Familienstand und vom Ausbildungsgang untersucht. Nur 16,6% der Oligophrenen haben sich beruflich weitergebildet. Von den 151 Befragten hatten 106 eine Teillehre absolviert, 6 eine Lehre aufgenommen, 39 keine fachliche Ausbildung erhalten. Die Fluktuation am Arbeitsplatz war bei den Verheirateten oder geschiedenen Probanden am größten; von diesen hatten 83,4% gewechselt gegenüber 24,1% bei den ledigen Personen. Das Arbeitserleben wurde von 84,8% der Befragten als positiv angegeben und von den Verfassern als Ausdruck gelungener sozialer Integration angesehen. 82,1% gaben an, daß sie mit ihrer derzeitigen Tätigkeit zufrieden sind. Dabei gibt es aber Differenzen zwischen subjektiver Einschätzung der sozialen Anerkennung und der objektiven Einschätzung durch den Betrieb.

E. Künne (1981) erfaßte von 1976 bis 1978 607 Hilfsschulabsolventen im Durchschnittsalter von 25 Jahren im Bereich der DDR. Es wurden Aussagen zur beruflichen und gesellschaftlichen Tätigkeit, zum Familienleben, zur Freizeit gemacht, unterteilt nach den damaligen A-, B- und

C-Zügen der Hilfsschule. Bis auf 9% (Hausfrauen) waren alle Absolventen berufstätig. Nach *Künne* erlangten die Hälfte der Männer der Gruppe B und ein Viertel der Gruppe C berufliche Qualifikationen. Allerdings wurden nicht alle Qualifikationen entsprechend ausgeübt. „Fast die Hälfte der Befragten der Gruppe A und knapp drei Viertel der Gruppen B und C übten nicht Tätigkeiten auf der Grundlage der erworbenen Berufsausbildung, sondern andere, meist einfache Arbeitstätigkeiten aus" (S. 132). Zur Fluktuation ergaben sich im Vergleich zu *Henning* und *Dober* (1981) positive Werte. Mehr als drei Viertel aller Befragten würden langfristig in ihren Betrieben arbeiten und hätten anerkannte Stellungen im Arbeitskollektiv. Zufriedenheit im Beruf sei mehr auf soziale Beziehungen als auf den Inhalt der Arbeitstätigkeit bezogen. Jeder vierte Befragte war gesellschaftlich aktiv tätig. Zwei Drittel der Befragten sind verheiratet, 8% geschieden, was mit den Ergebnissen von *Schalimow* (1973) übereinstimmt, der von 100 Hilfsschulabgängern der Jahre 1935 bis 1956 62 verheiratet und 9 geschieden fand. Die Kinderzahl habe sich, so *Künne*, der Norm angenähert, ein Zurückgehen der Anzahl kinderreicher Familien ist festzustellen. Die Sozialkontakte seien gering, viele Hilfsschulabsolventen leben zurückgezogen, die Freizeitbeschäftigung beschränkte sich auf Arbeiten in der Familie. Die Verfasserin kommt zu dem Schluß, daß sich Hilfsschulabsolventen überwiegend im gesellschaftlichen Leben bewähren, sich „in die Toleranzbreite der Norm weitgehend einfügen".

4.2. Untersuchungsansatz

Die Arbeit will der Frage nachgehen, welche Prognose Kinder mit diagnostizierten frühkindlichen Hirnschäden im frühen Erwachsenenalter haben. Dabei soll der frühkindlich hirngeschädigte Patient, der als debil eingestuft wurde bzw. einen psychischen Entwicklungsrückstand aufwies, als Erwachsener nachuntersucht werden, um Aufschluß zu erhalten, ob sich an diesem Zustandsbild Änderungen vollziehen und unter welchen Bedingungen dies geschieht. Handelt es sich um einen lebenslangen Defektzustand, der konstant bleibt? Finden wir hier einen Entwicklungsrückstand vor, der aufgeholt werden kann? Ist das Zustandsbild des oligophrenen hirngeschädigten Patienten reversibel oder irreversibel? Ist es reversibel, so muß geprüft werden, welche Ausgangsbedingungen sich als prognostisch günstig erweisen. Welche Faktoren beeinflussen die Entwicklung, haben biologische oder psychosoziale Einflußgrößen Vorrang? Kann jeder Patient unserer Ausgangsgruppen seinen Entwicklungsrückstand aufholen? Wie groß ist der Intelligenzzuwachs, und kann es zu einer Angleichung an ein normales Intelligenzniveau kommen? Ist der behinderte Patient dann, wenn er seinen Rückstand aufgeholt hat, fähig, sich beruflich und sozial angepaßt zu verhalten, und unter welchen Bedingungen gestaltet sich die Förderung frühkindlich Hirngeschädigter am günstigsten? Wir gingen dieser Fragestellung nach.

Von insgesamt 222 hirngeschädigten debilen Patienten, die in der Abteilung für Kinderneuropsychiatrie der Nervenklinik an der Wilhelm-Pieck-Universität Rostock stationär behandelt worden waren, kamen 71 erwachsene Personen (= 32%) im Jahre 1972 der Aufforderung zur ambulanten medizinischen und psychologischen Nachuntersuchung nach. Die Probanden waren bei der Erstuntersuchung im Durchschnitt 10,7 Jahre alt, bei der Nachuntersuchung 20,2 Jahre. Das Intervall betrug 9,6 Jahre. Bei den nachuntersuchten erwachsenen Probanden handelt es sich um 47 Männer und 24 Frauen im Alter von 17 bis 30 Jahren.

Die Gruppe der 71 nachuntersuchten Probanden erwies sich im Vergleich zu den 151 nicht erschienenen Probanden in der Erstuntersuchung als körperlich gestörter, sozial und intellektuell hingegen weniger beeinträchtigt. Die nachuntersuchten Probanden wurden häufiger wegen eines Anfallsleidens stationär behandelt, zeigten im Kindesalter mehr Herd- und Krampfzeichen im EEG sowie Auffälligkeiten im Röntgenogramm des Schädels. Sie entstammten öfter unvollständigen Familien und hatten weniger Geschwister. Insgesamt wurde das Bildungsmilieu etwas günstiger eingeschätzt als bei den Patienten, die zur Nachuntersuchung nicht erschienen waren. Es handelte sich häufiger um Grenzfälle zur normalen Intelligenz, schwere Verzögerungen der kleinkindlichen Entwicklung wurden seltener festgestellt als in der Vergleichsgruppe. Dennoch hatten viele der Probanden die Schule nicht normal durchlaufen.

Die ambulante Nachuntersuchung der nunmehr erwachsenen Probanden konzentrierte sich auf die Erfassung der im Abschnitt 2 genannten medizinischen, sozialen und psychologischen Befunde.

4.3. Ergebnisse

4.3.1. Somatische Entwicklung

Bei der Nachuntersuchungsgruppe (n = 71) beobachteten wir einige Veränderungen gegenüber dem Erstbefund (Tab. 8). So wurde jetzt der körperliche Gesamteindruck nur noch mit 19,7% als auffällig und normabweichend bewertet. Bei Körperhöhe und Körpergewicht gab es weiterhin erhebliche Abweichungen vom Mittelwert, wobei besonders das Gewicht von 56,4% der Probanden unter der Norm lag. Schwere Allgemeinerkrankungen, Schädelhirntraumen nach dem ersten stationären Aufenthalt wurden von 8,5% der Erwachsenen angegeben. Anfälle wurden in 15,5% festgestellt. Bettnässen wurde noch von 5,6% der Probanden zugegeben, muß aber eventuell in Verbindung mit dem Anfallsgeschehen bewertet werden. Anomalien von Schädel und Gesicht wurden weiterhin in geringem Maße (7%) registriert. Bei der Kontrolle der Sinnesorgane war jetzt ein höherer Prozentsatz auffällig. Die Störungen hatten sich fast verdoppelt und betrugen nun 23,9% mit eindeutigem Vorherrschen der Beeinträchtigung des Sehvermögens. Bei den Extremitäten gab es mit 9,9% kaum Veränderungen in der Beurteilung, wobei Auffälligkeiten am Stamm auf jetzt nur 2,8% reduziert waren.

Tab. 8: Häufigkeiten der Störungen nach den klinischen Untersuchungsergebnissen (in Prozent)

	1. Untersuchung $n = 71$	2. Untersuchung $n = 71$
Körperlicher Gesamteindruck normabweichend	36,6	19,7
Körperhöhe normabweichend	40,0	42,9
Körpergewicht normabweichend	47,8	56,4
Motorik rückständig	47,8	27,3
Anfälle	22,9	15,5
Davon Anfälle erst nach der 1. Aufnahme aufgetreten	–	9,9
Sinnesorgane auffällig	12,7	23,9
Extremitäten auffällig	8,5	9,9
Anomalien des Schädels und des Gesichts	8,6	7,0
Stamm auffällig	9,9	2,8
Neurologischer Befund auffällig	23,9	21,1
Körperliche und neurologische Abweichungen	39,4	38,0
Röntgen-Schädel auffällig	49,1	60,6
EEG auffällig	78,3	68,7
Organische Zusatzbefunde (alle)	90,3	86,6

Die klinische Untersuchung wies mit 21,1% neurologische Auffälligkeiten nach, körperliche und neurologische Besonderheiten waren, wie bei der Erstuntersuchung, etwa gleich, sie betrugen 38,0%. Eine Zunahme der auffälligen Befunde auf 60,6% war beim Röntgen des Schädel zu bemerken. Die EEG-Auswertung war mit der Angabe von 68,7% Störungen noch sehr hoch, wobei überwiegend Allgemeinveränderungen ohne Herd- oder Krampfzeichen auftraten. Auf ein PEG wurde bei der Nachuntersuchung selbstverständlich verzichtet. Alle organischen Zusatzbefunde haben mit 86,6% Auffälligkeiten annähernd die gleiche Häufigkeit wie bei der ersten Untersuchung. Das Antriebsverhalten war nur noch bei 39,4% als gestört beurteilt worden. Die Dominanz lag bei „langsam, umständlich" bis „ausgeprägt antriebsarm". Die Sprache zeigte noch in 21,1% Besonderheiten, wobei verwaschene Sprache und Dysarthrie den Vorrang hatten, gefolgt von Stottern und Sigmatismus.

4.3.2. Soziale Entwicklung

Während der Schulverlauf bereits zum Zeitpunkt der stationären Behandlung 78,1% Störungen aufwies, lag nun das Endergebnis vor. 43,7% der Kinder waren in der Polytechnischen Oberschule verblieben, 50,7% in die Sonderschule überwiesen und 5,6% nicht beschult worden. Die Berufsausbildung war dementsprechend wenig chancenreich (Tabelle 9). 59,2% der Probanden erhielten keine Ausbildung, 22,5% konnten eine Teillehre oder ein Anlernverhältnis aufnehmen und 18,3% eine Lehre oder Sonderlehre. Dementsprechend war der ausgeübte Beruf auch vorwiegend auf die Ausübung einer ungelernten Tätigkeit beschränkt. Arbeiter mit Teilqualifikation oder Facharbeitertätigkeit fanden sich zu 32,4%. Die meisten Berufstätigen hatten bisher 1 bis 2 Arbeitsstellen inne, mehr als drei Arbeitsstellen wurden von 23,9% der Probanden angegeben. 16,9% waren ohne Einkommen.

Die Probanden sind zu 73,2% gesellschaftlich organisiert. Den Hauptanteil hat die Mitgliedschaft im FDGB, danach folgen FDJ und DSF. Die Probanden zeichnen sich in 14,1% durch aktive gesellschaftliche Betätigung aus, sie haben Funktionen übernommen.

Tab. 9: Eingliederung in das berufliche und gesellschaftliche Leben (2. Untersuchung)

	$n = 71$ %
Berufsausbildung	
keine	59,2
Teillehre, Anlernverhältnis	22,5
Lehre u. ä.	18,3
Ausgeübter Beruf	
ohne	14,1
ungelernter Arbeiter	53,5
teilqualifizierter Arbeiter, Facharbeiter	32,4
Anzahl der Arbeitsstellen	
keine	14,1
1 bis 2 Arbeitsstellen	62,0
3 und mehr Arbeitsstellen	23,9
Einkommen, eigenes	81,7
Einkommen, Höhe	
ohne	16,9
300,– bis 400,– M	45,1
>400,– M	38,0
Mitgliedschaft in gesellschaftlichen Organisationen	73,2
Aktive gesellschaftliche Betätigung (Funktionen)	14,1
Militärdienst	
ausgemustert	54,0
nicht erfaßt	42,0
Wehrpflicht genügt	4,0
Straffälligkeit	15,5
Fahrerlaubnis vorhanden	18,3
Fahrerlaubnis entzogen	5,6
Alkoholkonsum bejaht	42,3

Von den jugendlichen Probanden waren 42,0% noch nicht zum Wehrdienst erfaßt, 54,0% aber bereits ausgemustert. Nur 4% hatten der allgemeinen Wehrpflicht genügt. Es muß hier bedacht werden, daß einige der zur Nachuntersuchung nicht erschienenen Probanden möglicherweise zu diesem Zeitpunkt ihren Ehrendienst in der Nationalen Volksarmee ableisteten.

Von 42,3% aller Probanden wurde Alkoholgenuß bejaht, darunter waren 12,6%, die einen regelmäßigen Konsum angaben. Die Fahrerlaubnis konnten 23,9% erwerben, jedoch mußte sie 5,6% wieder entzogen werden. Allein bezogen auf die Männer der Gruppe besaßen noch 30,4% die Fahrberechtigung.

Auffällig ist die Quote von 15,5% Straffälligen. Sie ist im Vergleich zur Durchschnittshäufigkeit in der DDR sehr hoch. Im Statistischen Jahrbuch der DDR (1972) wird für die strafmündige DDR-Bevölkerung die Kriminalitätsziffer eines Jahres mit 0,6% angegeben. Selbst wenn man danach für die mittleren sieben strafmündigen Jahre von

Tab. 10: Familienstand und Wohnverhältnisse zum Zeitpunkt der 2. Untersuchung ($n = 71$)

	%
Geschlecht	
Männer	67,6
Frauen	32,3
Alter	
17 bis 18 Jahre	35,2
19 bis 21 Jahre	40,8
22 bis 30 Jahre	23,9
Familienstand	
ledig	84,5
verheiratet	15,5
Kinder	
eheliche	19,7
außereheliche	4,2
Aufenthalt der Kinder	
bei den Eltern	85,7
Heim u. ä.	14,3
Wohnverhältnisse	
eigene Wohnung	15,5

14 bis 20 ein jährliches Straffälligwerden von 0,6% unserer Probanden zugrunde legte, ergäbe sich nur eine kumulierte Häufigkeit von 4,2%, und es bliebe doch noch eine vierfache Häufigkeit bei den jungen Debilen anzunehmen.

Die Familienbildung ist mit einem Durchschnittsalter von 20,2 Jahren noch nicht abgeschlossen (Tabelle 10). So sind auch bisher nur 15,5% der Probanden verheiratet. Von unseren 22- bis 30jährigen Männern sind 33% verheiratet, 3,9% geschieden, hingegen sind in der Durchschnittsbevölkerung in dieser Altersgruppe 67% aller Männer verheiratet. Bei den Frauen dieser Altersgruppe finden wir bei unserer Erhebung 40% verheiratete und 40% geschiedene Frauen. In der weiblichen DDR-Bevölkerung sind in dieser Altersgruppe 81,3% verheiratet und 4,0% geschieden. Bei unseren Probanden ist also nur die Hälfte im Vergleich zur Durchschnittsbevölkerung verheiratet, wobei die kleine Zahl unserer Gruppe keine sicheren Ergebnisse zuläßt. Betrachtet man nur die Altersstufe der 21jährigen, so ist die Differenz nicht bemerkenswert, liegt sogar höher. 11,6% der männlichen DDR-Bevölkerung sind mit 21 Jahren verheiratet, in unserem Material 16,5%. 58,7% der weiblichen DDR-Bevölkerung sind mit 21 Jahren verheiratet, bei unserer Gruppe 66,6%. 19,7% haben eheliche Kinder und 4,2% außereheliche Kinder. Die Kinder werden überwiegend (85,7%) von den Eltern aufgezogen, 14,3% befinden sich in Heimen oder anderen Familien. Etwa die Hälfte der

Probanden wohnen noch bei den Eltern oder Familienangehörigen, 15,5% verfügen über eine eigene Wohnung.

Tab. 11: Angaben zur Sexualität bei der 2. Untersuchung ($n = 71$)

	%
Erstinformation über Mutterschaft	
6. bis 11. Lebensjahr	16,1
12. bis 14. Lebensjahr	56,5
15. Lebensjahr und älter	27,2
Erstinformation über Vaterschaft	
6. bis 11. Lebensjahr	12,9
12. bis 14. Lebensjahr	53,2
15. Lebensjahr und älter	33,9
Erster Sexualkontakt	
10. bis 16. Lebensjahr	25,0
17. Lebensjahr und älter	75,0
Anzahl der Sexualpartner	
keinen	67,6
1 Partner	11,3
2 Partner und mehr	21,1
Dauer der Partnerschaft (durchschnittlich)	
keine	67,6
bis zu 6 Monaten	18,3
länger als 6 Monate	14,1
Menarchebeginn	
11. bis 12. Lebensjahr	33,3
13. bis 14. Lebensjahr	50,0
15. Lebensjahr und später	16,7
Masturbation, Beginn	
nie	73,2
12. bis 14. Lebensjahr	12,7
14. bis 17. Lebensjahr	14,1

Bei der Befragung der Probanden nach sexuellen Erfahrungen mußte eine hohe Dunkelziffer einkalkuliert werden (Tabelle 11). So wurden keinerlei Angaben über venerische Infektionen gemacht, sexuelle Abartigkeit wurde nur in 2 Fällen, davon einmal eine homosexuelle Neigung, preisgegeben. Aborte wurden durchweg verneint. Hinsichtlich der Informationsquellen herrscht ebenfalls Unsicherheit. An erster Stelle stehen Freund oder Freundin, Mitschüler des eigenen Geschlechts, danach werden Lehrer angegeben, dann folgt die Mutter. Der Vater als Wissensvermittler ist nur in einem Fall erwähnt worden.

Die Erstinformation über die Mutterschaft erfolgte zu 56,5% im Alter von 12 bis 14 Jahren. Der Anteil von 27,2% nach dem 15. Lebensjahr erscheint sehr hoch. Die Erstinformation über die Vaterschaft ist noch etwas geringer. 53,2% gaben das 12. bis 14. Lebensjahr an, 33,9% waren älter als 15 Jahre.

Der Termin des ersten Sexualkontaktes wird von 60% nicht angegeben. Bei den anderen sind es 75%, die erst nach dem 17. Lebensjahr den ersten Geschlechtsverkehr durchgeführt haben wollen. Nur 32,4% haben bisher Sexualpartner gehabt, davon 11,3% nur einen Partner, von einem männlichen Probanden wurden mehr als 15 Partnerinnen angegeben. Die durchschnittliche Dauer dieser sexuellen Beziehungen war bis zum Zeitraum von 6 Monaten mit 18,3% etwas höher als über einen längeren Zeitraum. 50% aller weiblichen Probanden gaben den Menarchebeginn zwischen dem 13. und 14. Lebensjahr an, 33,3% zwischen dem 11. und 12. Lebensjahr.

Die Masturbationen wurden von 73,2% der männlichen Probanden verneint, 12,7% gaben den Beginn zwischen dem 12. und 14. Lebensjahr an, 14,1% danach. Die Häufigkeit ließ sich schwer eruieren. Die höchsten Angaben finden sich bis zum 18. Lebensjahr und wurden als selten vorkommend eingeordnet.

4.3.3. Psychische Entwicklung

4.3.3.1. Befunde der Nachuntersuchung

Tab. 12: Psychologische Testergebnisse in der 2. Untersuchung ($n = 71$)

	%
Konzentration (d 2), Leistungsmenge	
5. bis 25. % Rang	53,1
25. bis 90. % Rang	43,8
über 90. % Rang	3,1
Konzentration (d 2), Leistungsgüte	
5. bis 15. % Rang	9,4
25. bis 90. % Rang	59,4
über 90. % Rang	31,2
Mann-Zeichnung (*Goodenough*)	
bis IQ 59	41,4
IQ 60 bis 79	54,3
IQ >80	4,3
Intelligenz, HAWIE-Gesamtwert	
bis IQ 59	9,9
IQ 60 bis 79	29,6
IQ >80	60,6
HAWIE-Verbalteil	
bis IQ 59	9,9
IQ 60 bis 79	29,6
IQ >80	60,6
HAWIE-Handlungsteil	
bis IQ 59	8,5
IQ 60 bis 79	28,2
IQ >80	63,4
Motorik (*O'Connor*)	
altersgerecht und leichter Rückstand	72,7
schwerer Rückstand	27,3

Das Konzentrationsvermögen, gemessen am Test d 2, zeigte in der Leistungsmenge nur bei 43,8% einen Durchschnittswert an und 3,1%, die über dem 90 Prozentrang liegen. Die Probanden sind demnach überwiegend verlangsamt. Die Qualität hingegen wurde bei 31,2% über dem 90 Prozentrang als gut beurteilt (Tab. 12).

Bei der Mann-Zeichnung nach *Goodenough*, die in der Bewertung auf IQ-Werte umgerechnet wurde, erwiesen sich die meisten unserer Probanden als retardiert, nur 4,3% lagen über einem IQ von 80. Hier muß die Eignung der Bewertungsnorm für Erwachsene angezweifelt werden. Die Feinmotorik, geprüft am O'Connor-Test, zeigte bei 27,3% der Probanden einen schweren Rückstand an. Im HAWIE konnten 60,6% der Probanden IQ-Werte über 80 erreichen, beim Verbalteil waren es ebenfalls 60,6%, im Handlungsteil 63,4%. Nur etwa 30% der Probanden liegen danach eindeutig im Bereich der Debilität, und 10% mußten in den Grenzbereich zur Imbezillität eingestuft werden.

4.3.3.2. Zusammenhang des Intelligenzgrades mit den somatischen und sozialen Variablen

Voruntersuchung

Es finden sich nur wenige Variablen, die bei der stationären ersten Untersuchung erhoben worden waren, welche mit dem damaligen Intelligenzgrad in Beziehung stehen. Wie aus der Tabelle 13 hervorgeht, ist ein relativ enger Zusammenhang zwischen dem Niveau der Sprachentwicklung und dem Intelligenzgrad nachweisbar. Auch die Intaktheit der Sinnesorgane und der körperliche Gesamteindruck lassen Beziehungen zur Intelligenz erkennen. Neben diesen psychischen und somatischen Einflußfaktoren hat ferner das Bildungsmilieu Bedeutung für die Intelligenzentwicklung. Je höher das Bildungsmilieu, desto höher der Intelligenzgrad. Tendenziell finden sich noch weitere Zusammenhänge auf dem 10%-Niveau zur Stellung in der Geschwisterreihe, zum Einschulungsalter und zur Motorik.

Tab. 13: Zusammenhang des Intelligenzgrades bei der 1. Untersuchung mit weiteren Variablen dieser 1. Untersuchung

Variablen	C_{korr}	p
Sprache	0,46	1%
Sinnesorgane	0,42	5%
Körperlicher Gesamteindruck	0,41	5%
Bildungsmilieu	0,48	5%

Nachuntersuchung

Der Zusammenhang zwischen dem Intelligenzniveau der Nachuntersuchung mit weiteren bei der Nachuntersuchung erfaßten Variablen geht aus der Tabelle 14 hervor. Es wird ersichtlich, daß die Einschätzung des Verhaltens der ehemaligen Patienten zur Nachuntersuchung deutlich mit der Intelligenzhöhe korreliert. Eine ähnliche Beziehung ist bei den Variablen Schulabschluß, Berufsausbildung, ausgeübter Beruf und Höhe des Einkommens zu erheben. Probanden mit höherer Intelligenz sind häufiger Mitglied in gesellschaftlichen Organisationen, verleben ihre Freizeit häufig in einer Gruppe, haben bessere Wohnverhältnisse und nehmen häufiger Sexualkontakte auf. Allerdings fallen sie auch öfter wegen Straffälligkeit, erhöhtem Alkoholismus und häufigerem Wechsel der Arbeitsstellen auf. Von den medizinischen Variablen der Nachuntersuchung korreliert nur der körperliche Gesamteindruck signifikant mit dem Intelligenzgrad im Erwachsenenalter. Tendenziell ergibt sich noch zu der Anzahl der eigenen Kinder ein Zusammenhang. Wahrscheinlich erhöht die Annäherung an das normale Intelligenzniveau die Chancen für Partnerwahl und Fortpflanzung.

Tab. 14: Zusammenhang von Intelligenzgrad der Nachuntersuchung mit anderen Variablen der Nachuntersuchung

Variablen	C_{korr}	p
Verhalten	0,54	0,1%
Schulabschluß	0,58	0,1%
Ausgeübter Beruf	0,61	0,1%
Einkommen	0,53	0,1%
Mitglied gesellschaftlicher Organisationen	0,61	0,1%
Berufsausbildung	0,53	1%
Wohnverhältnisse	0,45	1%
Straffälligkeit	0,49	1%
Anzahl der Arbeitsstellen	0,49	5%
Freizeit in der Gruppe	0,42	5%
Alkoholkonsum	0,38	5%
Anzahl der Sexualpartner	0,43	5%
Körperlicher Gesamteindruck	0,38	5%

Der körperliche Gesamteindruck der erwachsenen Probanden stand bei der Nachuntersuchung noch ebenso in Beziehung zum Intelligenzniveau wie der des Kindes bei der Voruntersuchung. Der seinerzeit im Kindesalter bestimmte motorische Entwicklungsstand weist sowohl einen tendenziellen Zusammenhang mit dem Intelligenzniveau im Kindesalter als auch eine signifikante Beziehung zum Intelligenzniveau im Erwachsenenalter ($C_{\text{korr}} = 0{,}64$; $p < 5\%$) auf, während die dann erst geprüften feinmotorischen Leistungen keine Beziehungen zur Intelligenz zeigen.

4.3.3.3. Häufigkeit der Intelligenzgrade bei der 1. und 2. Untersuchung

Die Gesamtgruppe der nachuntersuchten Erwachsenen unterscheidet sich deutlich von der Kindergruppe zur Zeit der Voruntersuchung. Die Intelligenz verändert sich über alle Dekaden in Richtung Verbesserung der Intelligenzleistung bis hin zur durchschnittlichen, normalen Intelligenz. Dabei verteilt sich die Gesamtgruppe bei 71 Nachuntersuchten folgendermaßen:

11 Personen verschlechterten sich,
15 Personen blieben in der gleichen Kategorie,
45 Personen verbesserten ihre Leistung.

Von diesen 45 Probanden zeigten 25 eine Verbesserung um eine Dekade und 20 eine Besserung um mehr als eine Dekade. Dabei erreichten 23 Personen einen IQ über 90, das bedeutet, daß ein Drittel aller nachuntersuchten Patienten im Erwachsenenalter normale Intelligenzleistungen zeigten. Die Abbildung 6 verdeutlicht das. Die beiden Verteilungen unterscheiden sich bei Prüfung auf Homogenität mit der Formel von *Brandt-Snedecor* auf dem 0,1%-Niveau signifikant voneinander.

Bei kritischer Betrachtung der früher gebräuchlichen Verfahren, wie Bühler-Hetzer-Entwicklungstest und Entwicklungsfragebogen, entsteht die Frage nach der Vergleichbarkeit der Ergebnisse mit dem bei der Nachuntersuchung benutzten HAWIE. Deshalb verglichen wir gesondert alle jene Kinder, die mit dem HAWIK voruntersucht worden waren, mit den HAWIE-Resultaten (Tab. 15). Auch hier ist die zum Normalen hin angestiegene Intelligenz bei den 23 Personen der Teilgruppe vorhanden. Es unterscheiden sich die Verteilungskurven des Ge-

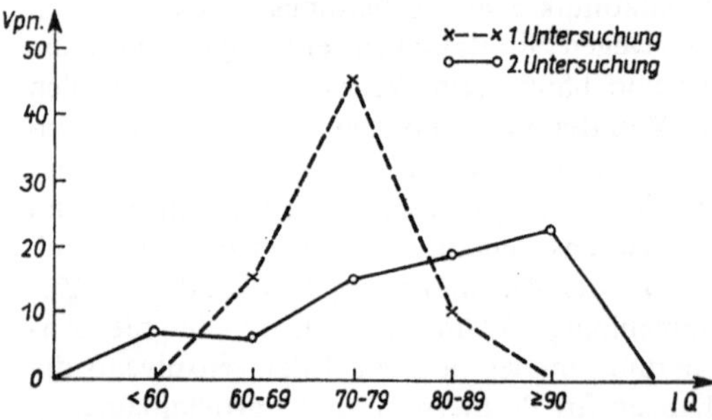

Abb. 6: Verteilungskurven der Intelligenzgrade debiler Enzephalopathen bei der 1. und 2. Untersuchung (Gesamtgruppe).

Tab. 15: Mittlerer Intelligenzgrad (Z), 1. und 2. Untersuchung

	Prüfverfahren		n	Untersuchung 1.	Untersuchung 2.	p Wilcoxon
I.	Klinikbogen					
	Bühler/Hetzer					
	HAWIK		71			
II.	HAWIE		71			
		Gesamt-IQ		74	83	0,1%
I.	HAWIK		23			
II.	HAWIE		23			
		Gesamt-IQ		77	90	1%
		Verbal-IQ		85	90	n. s.
gs-	IQ	Handlungs-IQ		79	91	1%

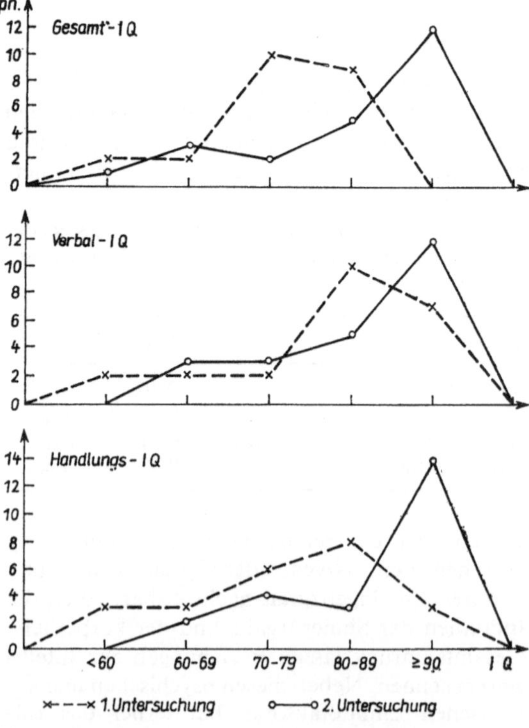

Abb. 7: Verteilungskurven der Intelligenzgrade debiler Enzephalopathen (HAWIK-HAWIE-Teilgruppe).

Tab. 16: Ausgangs-IQ und Alter bei unterschiedlicher Änderung des Intelligenzgrades von der 1. zur 2. Untersuchung

IQ ($\bar{x}$)	Verschlechterung und Gleichbleiben $n = 26$	Verbesserung um 1 Dekade $n = 25$	Verbesserung um 2 Dekaden $n = 20$	p
1. Untersuchung IQ ($\bar{x}$)	74,5	74,1	73,5	n. s.
1. Untersuchung Alter	9,8	11,0	11,5	n. s.
2. Untersuchung Alter	19,5	20,5	20,9	n. s.
1. bis 2. Untersuchung Intervall	9,7	9,5	9,4	n. s.

samttests und des Handlungstests auf dem 1%-Niveau signifikant voneinander. Der Verbalteil zeigt keine signifikanten Veränderungen. Die Veränderungsrichtung wird aus dem Vergleich der mittleren Intelligenzgrade und der Abbildung 7 erkennbar.

Der mittlere Anstieg der Intelligenztestwerte im Erwachsenenalter ist an der Gruppe der 71 ehemaligen Patienten klar erkennbar. Der Einwand, daß es sich bei diesen 71 Erwachsenen gegenüber den 151 nicht zur Nachuntersuchung erschienenen um eine positive Auswahl handeln könnte, ist möglicherweise berechtigt. Wenn man sogar von der Annahme ausgeht, daß diese 151 Personen sich in ihrem Intelligenzgrad nicht verändert haben, so wäre trotzdem von der ersten zur zweiten Untersuchung in der Gesamtgruppe aller 222 Personen ein Ansteigen des IQ von 73 auf 75 vorhanden. Der Prozentsatz von gebesserten Personen (45 / 222 = 20%) bliebe auch dann noch signifikant von 0 verschieden (auf dem 1%-Niveau). Das bedeutet, daß, selbst bezogen auf die ganze Ausgangsgruppe, ein Intelligenzanstieg vorhanden ist.

4.3.3.4. Bedingungen der Intelligenzänderung

Es interessiert die Frage, welche Faktoren diese positive Intelligenzentwicklung begünstigt haben könnten. Ist der IQ bei der Erstuntersuchung für die Veränderung von Wichtigkeit, ist das Alter bei der Nachuntersuchung, ist das Intervall zwischen beiden Untersuchungen von Bedeutung? Wir unterteilten die 71 Probanden der Zweituntersuchung in drei Gruppen, dabei unterlegten wir den Grad der Intelligenzveränderung als Einteilungsmodus. Die Änderung des Intelligenzgrades zeigt keine Abhängigkeit vom Alter bei der Aufnahme und bei der Nachuntersuchung sowie auch nicht von der Zeitdauer zwischen den Untersuchungen. Der Ausgangs-IQ ist ebenfalls nicht für den Veränderungsgrad als Ursache anzusehen (Tab. 16).

Wir finden aber andere Variablen, die einen Zusammenhang erkennen lassen. Bei geringer Störung (leichter bis mäßiger Atrophie) im PEG und leichtem motorischem Entwicklungsrückstand (MQ 80–89) ist die Verbesserung in der Intelligenzleistung am besten erkennbar ($C_{korr} = 0{,}61$ bzw. 0,60; $p < 5\%$). Bei der Nachuntersuchung haben mehrere Variablen Einfluß auf die positive Änderung des Intelligenzgrades (Tab. 17). Sie stehen in einem wechselseitigen Abhängigkeitsverhältnis zueinander.

Tab. 17: Änderung des Intelligenzgrades im Zusammenhang mit Variablen der 2. Untersuchung

Variable	C_{korr}	p
Mitglied von Organisationen	0,59	1%
Anzahl der Arbeitsstellen	0,54	1%
Berufsabschluß	0,54	1%
Schulabschluß	0,54	5%
Einkommen	0,48	1%
Verhalten	0,48	1%
Anzahl der Partner	0,45	5%
Straffälligkeit	0,43	5%
Anzahl der Kinder	0,42	5%
Wohnverhältnisse	0,38	5%

4.3.3.5. Intelligenz, Schul- und Berufsabschluß

Unsere Patienten hatten entweder die Polytechnische Oberschule, die Hilfsschule oder gar keine Schule besucht (Tab. 18). Diese drei Gruppen unterscheiden sich deutlich in den bei der Nachuntersuchung erreichten mittleren IQ-Werten von 89,8 (Normalschüler) über 79,4 (Hilfsschüler) bis 45,3 (nicht Beschulte). Erwartungsgemäß haben die Patienten, die das Ziel der 8. Klasse der Polytechnischen Oberschule erreichten, den höchsten

Tab. 18: Mittlere IQ-Werte bei der 2. Untersuchung nach Beschulungsform ($n = 71$)

Klasse			IQ	
Polytechnische Oberschule				
8	13		95,4	
		(davon w 6)		(89,2)
		(davon m 7)		(100,7)
7	6		84,7	
6	7		90,3	
5	5		80,7	
	31	(43,7%)	89,8	
Hilfsschule				
8	25		83,6	
		(davon w 6)		(82,3)
		(davon m 19)		(84,1)
7	3		84,3	
6	4		73,5	
5	4		42,3	
	36	(50,7%)	79,4	
Nicht beschult				
	4	(5,6%)	45,3	

Tab. 19: Berufsausbildung nach Beschulungsart

	POS-Schüler $n = 31$ %	Hilfsschüler $n = 36$ %
Keine Ausbildung	64,5	50,5
Teillehre	16,1	30,2
Lehre	19,4	19,3

IQ. Daß aber auch die Abgänger der 6. Klasse der Polytechnischen Oberschule einen IQ von 90 haben, überrascht. Hier könnten die Hirnschadensymptome vorrangig den Schulerfolg behindert haben.

Der von den Eltern debiler Kinder häufig bestehende Widerstand gegen eine Umschulung in die Hilfsschule wird oft mit der Befürchtung verringerter Ausbildungs- und Berufschancen begründet. Wir überprüften das an unserem Material. Hierzu erfaßten wir jene Probanden, die entweder die Normal- oder Hilfsschule besucht hatten. Betrachten wir nun ihre Berufsausbildung im Hinblick auf die Beschulungsform (Tab. 19). Die Schulabgänger der Polytechnischen Oberschule haben häufiger keine Ausbildung erhalten und seltener als die Hilfsschüler eine Teillehre absolviert; bei der Ableistung einer Lehre stimmen aber beide Gruppen überein.

Unterteilt man die POS-Abgänger in solche mit und ohne Abschluß der 8. Klasse, so zeigt Tabelle 20, daß die Berufschancen Debiler vor

Tab. 20: Ausgeübte Berufe und Schulabschluß

	8. Klasse POS $n = 13$	7., 6., 5. Klasse POS $n = 18$	8. Klasse Sonderschule $n = 25$	p
Ungelernte Arbeiter	46,2	66,6	52,0	n. s.
Teilqualifizierte Arbeiter	7,7	22,2	40,0	5%
Facharbeiter	38,4	0,0	8,0	5%
Ohne Tätigkeit	7,7	11,1	0,0	n. s.

allem bei nicht abgeschlossener Normalschule geringer als bei abgeschlossener Hilfsschule sind. Doch selbst wenn sie die 8. Klasse der Polytechnischen Oberschule verlassen haben, bleiben sie noch trotz eines höheren Facharbeiteranteiles öfter ohne Tätigkeit als die Abgänger aus der 8. Hilfsschulklasse.

Die vorgenommenen Vergleiche belegen, daß bei Debilität die Hilfsschule den Übergang ins Berufsleben durch adäquate Ausbildungsmöglichkeiten begünstigt.

4.4. Diskussion

4.4.1. Körperliche Entwicklung zum Erwachsenen

Die Beantwortung der Frage nach der möglichen Veränderung von der ersten zur zweiten Untersuchung im somatischen Bereich ist nicht eindeutig möglich. Viele Variablen haben Einfluß, so daß hier nur einige herausgegriffen werden sollten. Was hat sich geändert, und unter welchen Bedingungen war es möglich?

Vergleichen wir noch einmal die Probanden, die zur Nachuntersuchung erschienen waren, mit der Gesamtgruppe der 222 Probanden, die wir bei der Erstbegegnung untersuchen konnten. Sie zeichneten sich durch einige Merkmale aus. Die Schwangerschaft war signifikant häufiger gestört verlaufen, die Röntgenaufnahmen des Schädels zeigten seltener einen normalen Befund, wir fanden als Einweisungsgrund zur stationären Aufnahme häufiger Anfallsleiden und bei den jetzigen Patienten häufiger Herd- oder Krampfzeichen im EEG. Das bedeutet, daß sich die Gruppe der nachuntersuchten Probanden in der Kindheit durch erhöhte körperliche Störungen auszeichnete und im Sinne der Hirnschadendiagnostik als pathologisch einzuordnen ist. Beim Vergleich der somatischen Befunde im Erwachsenenalter ist eine Verbesserung zu bemerken, was sich im körperlichen Gesamteindruck, der als weitaus weniger normabweichend vom untersuchenden Arzt beurteilt wurde, ausdrückt. Die Erwachsenen gaben auch weniger Allgemeinerkrankungen an, was als Zeichen eines zum Positiven hin verschobenen Gesundheitszustandes gewertet werden kann. Allerdings müßten hier Einschränkungen wegen der Ungenauigkeit der Angaben einkalkuliert werden.

Trotz des verbesserten Allgemeinzustandes ist wie bei der Erstuntersuchung hinsichtlich Körperhöhe und Gewicht ein Zurückbleiben hinter der Durchschnittsnorm zu verzeichnen. Wir legten hier zwar einen strengen Maßstab an, der das Ergebnis beeinflußt haben könnte, jedoch ist die Tendenz zu geringerem Gewicht deutlich. Zu ähnlichen Ergebnissen kommt *Wruck* (1983, vgl. Abschnitt 5), der bei der Verlaufsanalyse von hirngeschädigten imbezillen Patienten in der Kindheit Größe und Gewicht seiner Probanden bei der Erstuntersuchung nur gering von der Durchschnittsnorm abweichend fand. Bei den Erwachsenen lag der Schwerpunkt bei geringerem Gewicht, obwohl sich das Untergewicht überwiegend bei den Frauen fand. Verzögerte Reifung könnte hier zu nicht altersgerechtem körperlichem Entwicklungsstand führen. Das verminderte Körpergewicht, insbesondere unserer weiblichen Probanden, ist nicht ohne weiteres als Ausdruck eines geringeren Akzelerationseinflusses zu werten. Ausgesprochene Mangelsituationen oder pflegerische Vernachlässigungen, die das Körpergewicht beeinträchtigt haben könnten, fanden sich in unserem Material nicht.

Falls aber tatsächlich eine Reifungsverzögerung vorhanden sein sollte, müßte es sich auch an anderen Variablen beweisen. Im allgemeinen erwartet man eine Übereinstimmung des Körperwachstums mit der sexuellen Reifung. Bei der Mehrzahl der geistig Behinderten findet man einen normalen oder nur leicht verzögerten körperlichen Reifungsprozeß, so daß auch die Geschlechtsreife im gleichen Alter wie bei den Normalintelligenten oder nur mit geringer Verzögerung zu erwarten ist. Der Menarchebeginn wird häufig als Beweis für Akzeleration herangezogen. Unsere Probanden unterliegen diesem Geschehen ebenso wie Normalintelligente. In den letzten Jahrzehnten ist eine deutliche Vorverlagerung des Menarchetermins zu beobachten. Nach *Grassel* und *Bach* (1979) finden sich bei den meisten Autoren Terminangaben um 12,6 Jahre. Das durchschnittliche Menarchealter schwankt bei DDR-Untersuchungen der Geburtsjahrgänge von 1945 bis 1962 von 11,8 Jahren bis 13,6 Jahren. *Gebhard* (1974) fand bei geistig Behinderten sogar einen leichten Grad von Frühreife, Menarchebeginn 13,3 Jahre, im Vergleich zu 13,6 Jahren bei Normalintelligenten. Er konnte bei leicht oder mäßig geistig Behinderten nur vereinzelt Unterschiede im Vergleich zu einer Kontrollgruppe nachweisen. Unsere weiblichen Probanden (Tab. 4) machen Angaben, nach denen bei der Hälfte im 13. und 14. Lebensjahr und bei 33% noch früher die Menarche eingesetzt hat. Damit unterscheiden sie sich hinsichtlich des Zeitpunktes nicht von den Angaben anderer Autoren. Wir können danach eine normale körperliche Reifung annehmen.

Während die körperliche Reifung keine groben Normabweichungen aufweist, sind aber bei den frühkindlich hirngeschädigten Oligophrenen andere Merkmale pathologisch geblieben. Die Auffälligkeiten, die beim Röntgen des Schädels gefunden wurden, haben sich bei der Nachuntersuchung erneut gezeigt und sogar verdeutlicht. Eine Zunahme von 49,1% auffälliger Befunde auf nunmehr 60,6% läßt die Frage nach einer verbesserten Technik oder Auswertungsmodalität aufkommen. Zu denken wäre auch an die größere Streubreite noch normaler Befunde im Kindesalter, die erst nach Abschluß des Knochenwachstums differenzierter beurteilt werden können. Die Schädelanomalien sind im Erwachsenenalter noch und vermehrt vorhanden.

Ähnlich verhält es sich mit dem Vergleich des Sehvermögens von der Erst- zur Zweituntersuchung. Angaben über Beeinträchtigungen sind bei unseren Probanden im Erwachsenenalter fast doppelt so hoch wie im Kindesalter. Wir fanden einen Zusammenhang zwischen der Intaktheit der Sinnesorgane und der Intelligenz. Eingeschränkte Sehtüchtigkeit könnte in der Schulzeit bis zur Entdeckung dieses Defektes die Lernfähigkeit beeinträchtigt und die spätere Korrektur der Sehbehinderung eine Intelligenzänderung begünstigt haben. Diesem Umstand sollten Eltern und Lehrer schon früh Aufmerksamkeit schenken.

Zwischen dem Item „Körperliche und neurologische Abweichungen“ und neurologisch auffälligen Befunden gibt es bei beiden Untersuchungen etwa gleiche prozentuale Häufigkeiten. Wir finden keine deutlichen Veränderungstendenzen. Diese Ergebnisse weisen darauf hin, daß somatische Hirnschadenkriterien zwischen dem Kindesalter und dem Erwachsenenalter im Vergleich zur Intelligenz eine relative Konstanz aufweisen können. Sie lassen erkennen, daß eine Verbesserung intellektueller Funktionen auch und trotz Fortbestehens somatischer Störungen möglich ist.

Die Annahme, daß intelligentes Verhalten in erheblichem Maße von intakten Hirnfunktionen abhängt, führte zu Versuchen, Beziehungen zwischen Hirnfunktion und Intelligenz herauszuarbeiten. Der Grad der Intaktheit des Gehirns ist quantitativ kaum erfaßbar. Die hirnelektrische Aktivität, gemessen durch das Enzephalogramm (EEG), bot sich als ein relativ einheitliches, meßbares Phänomen an. Versuche einer Darstellung der Korrelation zwischen EEG und Intelligenz lieferten jedoch enttäuschende Ergebnisse, wie *Spreen* (1978) in einem Sammelreferat zeigen konnte. Auch verfeinerte hirnelektrische Methoden, wie z. B. die Messung visuell evozierter Potentiale, lassen keine direkten Beziehungen zur Intelligenz erkennen und erbrachten recht unterschiedliche Ergebnisse. Die intra- und interindividuelle Variabilität ist so hoch, daß sich kaum direkte Schlüsse auf die Höhe der Intelligenz ziehen lassen. *Spreen* zitiert Untersuchungen von *Ertl* mit hohen Korrelationen ($r = 0{,}70$), aber auch niedrigen Werten ($r = 0{,}35$), die *Weinberg* fand. Natürlich ist auch bei unserem Material nur indirekt die Intelligenzveränderung zum EEG in Beziehung zu setzen. Immerhin sind EEG-Auffälligkeiten bei den erwachsenen Probanden um 10% weniger häufig, wobei außerdem eine Abnahme des Anfallsgeschehens zu registrieren ist. Von den 22,9% kindlichen Anfallspatienten hatten bei der Nachuntersuchung nur noch 5,6% Anfälle; allerdings waren 9,9% der Probanden zwischen beiden Untersuchungen neu erkrankt. Durch laufende ärztliche Kontrolle und Therapie ist diese Behinderung der geistigen Entwicklung reduziert worden und damit der Weg für verbesserte Intelligenzleistungen freigegeben.

Beachtlicher als die Anzahl der pathologischen EEG-Werte ist die Art der Veränderung. Wir fanden jetzt mehr Hinweise auf Allgemeinveränderungen im Hirnstrombild als in der Kindheit. Zu ähnlichen Ergebnissen kommt *Wruck* (1983, vgl. Abschnitt 5) bei der Überprüfung der mittelgradig geistig retardierten Enzephalopathen. Die Anzahl der pathologischen EEG-Befunde war nicht verändert, die Herdzeichen waren aber seltener, die Allgemeinveränderungen häufiger vorhanden. *Richter* (1981, vgl. Abschnitt 3) konnte bei normalintelligenten Enzephalopathen im Erwachsenenalter noch 30,7% pathologische EEG-Befunde und 29,5% fraglich auffällige finden, eine Gesamtsumme, die sich unseren Ergebnissen annähert. Die Abnahme des Anfallsgeschehens könnte sowohl das Ergebnis medikamentöser Therapie als auch die Folge inzwischen abgelaufener Reifungsprozesse des Gehirns sein.

In der vorliegenden Untersuchung erwies sich das PEG als somatischer Parameter, der mit der Änderung des Intelligenzquotienten in Beziehung steht. Daneben bleibt aber auch die signifikante Beziehung zwischen dem körperlichen Gesamteindruck und der Intelligenz bei der ersten und zweiten Untersuchung erwähnenswert. Die psychische Entwicklung ist trotz einer erheblichen Variationsbreite nicht unabhängig von der körperlichen Entwicklung. Auf diesen Zusammenhang weist auch die signifikante Beziehung zwischen dem motorischen Entwicklungsniveau und der Intelligenz im ersten und zweiten Untersuchungsgang hin. Die Motorik korrespondiert neben dem PEG-Befund als eine der wenigen Variablen zur Veränderungstendenz der Intelligenz und erweist sich bei zahlreichen Untersuchungen als ein besonders wichtiges Hirnschadenkriterium (*Meyer-Probst* und *Teichmann* 1984). Auf den Zusammenhang zwischen neurologischen Befunden zur Körperkoordination (z. B. Finger-Nasen-Versuch, Knie-Hacken-Versuch, Romberg, Gangbild) und der Intelligenz verweist *Roether* (1982). Von allen neurologischen Parametern weist der daraus gebildete Index signifikante Korrelationswerte zur Merkfähigkeit, tempoabhängigen Intelligenz und zum schlußfolgernden Denken auf.

Die Beziehung zur Intelligenz ist um so stärker, je komplexer die geforderte motorische Leistung ist. So verwundert nicht, daß der in der zweiten Untersuchung angewandte O'Connor-Test zur Prüfung der Feinmotorik keinen so deutlichen Zusammenhang zur Intelligenz erbracht hat. Es liegt vermutlich eher an der Art des Tests, der nur einen kleinen Ausschnitt des motorischen Bereiches erfaßt und deshalb nicht mit dem globalen Motorik-Meßwert der Oseretzky-Göllnitz-Skala vergleichbar ist.

Zusammenfassend läßt sich feststellen, daß ein Teil der frühkindlich organisch geschädigten Gruppe von Kindern auch im Erwachsenenalter weiter als geschädigt besteht. Die Enzephalopathen sind in ihrer Kompensationsfähigkeit im Leistungsbereich eingeschränkt, zeigen sich auch emotional labiler, was *Herbst* u. a. (1980), *Günther* und *Günther* (1980) und *Thaut* (1978) zeigen konnten, so daß sich im Sinne von *Vogel* (1975) gehäuft psychopathologische Auffälligkeiten finden.

4.4.2. Soziale Entwicklung zum Erwachsenen

Die Frage nach der Möglichkeit des Aufholens der Defizite läßt sich für die soziale Integration in der Tendenz positiv beantworten. Eine Prognose der Debilität hinsichtlich der Lebensbewährung wurde von vielen Autoren als unzuverlässig angesehen. Das basiert überwiegend auf der Tatsache, daß Diagnosen auf Schulversagen aufgebaut waren, daß geistige Behinderung besonders im Rahmen der Schulanforderungen existierte, daß Intelligenzmessungen somit nur einen geringen Wert bei der Prognose hatten (*Spreen* 1978). Längsschnittuntersuchungen bei geistig leicht Behinderten zeigten, daß sich die Annahme eines Versagens nach Ablauf der Schulzeit nicht bestätigt hatte. Der Großteil der Untersuchungen, die *Spreen* (S. 145) hierzu referiert, zeigte im Gegenteil, daß ein erheblicher Prozentsatz dieser Gruppe im späteren Leben unauffällig und teilweise von der Allgemeinbevölkerung nicht mehr unterscheidbar ist. Erst bei Parallelisierung mit normalintelligenten Kindern nach Alter, Geschlecht und Sozialschicht blieben sie diesen gegenüber in der späteren Lebensbewährung zurück (*Richardson* 1978).

So kommt auch *Spreen* zu der Überlegung, daß der geistig Behinderte mit geringerer Einsicht und geringerer Lebenserfahrung ins Erwachsenenleben eintritt und deshalb auf größere Schwierigkeiten stößt. „Dies mag weniger an der Behinderung selbst als an der vorangegangenen sozialen und persönlichen Deprivation im Elternhaus und in der Schule oder Anstalt liegen" (*Spreen* 1978, S. 146).

Nun unterscheiden sich unsere Probanden aber deutlich von den zitierten dadurch, daß sie ätiologisch eine einheitliche Gruppe darstellen. Sicherlich sind Umwelteinflüsse auch hinderlich für die Entwicklung gewesen, doch offenbar sind sie unter unseren gesellschaftlichen Verhältnissen nicht so vordergründig belastend, wie das für Probanden in den angloamerikanischen Studien beschrieben wird. Immerhin fanden wir bei der Erstuntersuchung auch bei etwa der Hälfte der Probanden ein ungünstiges Erziehungs- und Bildungsmilieu. *Künne* (1981) kommt für die DDR zu der Feststellung, daß sich Hilfsschulabsolventen überwiegend im gesellschaftlichen Leben bewähren, und auch *Neumüller* (1979 und 1983) fand bei ehemaligen Hilfsschülern zu 70% volle berufliche Bewährung. Die Probanden entsprechen vom Alter und Erhebungszeitpunkt (16 bis 25 Jahre alt, untersucht von 1970 bis 1981) etwa unserer Population. Auch *Hennig* und *Dober* (1981) ziehen das Fazit, daß sich die meisten der untersuchten debilen Jugendlichen im Berufsleben bewähren. Neben den subjektiven Angaben der Debilen gibt es aber entgegengesetzte Ansichten, die bei der Befragung von Betriebsangehörigen entstanden und Integrationsschwierigkeiten beinhalten. Die Ergebnisse müssen mit Zurückhaltung mit unseren verglichen werden, da die Ausgangsgruppen hinsichtlich Schädigung und Ausprägungsgrad nicht identisch sind.

Als Beschulungsform erweist sich die Hilfsschule als beste Voraussetzung für die Aufnahme einer Ausbildung. 50,5% der Sonderschüler erhielten keine Ausbildung. Die anderen absolvierten eine Lehre oder Teillehre. Damit sind sie gegenüber den debilen POS-Schülern begünstigt, die zur Hälfte weniger eine Chance hatten, eine Teillehre aufzunehmen. Als Start ist also der Besuch der Hilfsschule förderlich. Es zeigt sich, daß aber die Probanden trotz gestiegener Intelligenz im Erwachsenenalter in der Berufsbildung und Berufstätigkeit unter ihrem Intelligenzniveau bleiben. *Richter* (1981, vgl. Abschnitt 3), fand, daß auch der normalintelligente Hirngeschädigte durch unbefriedigenden Schulabschluß behindert war. Fast ein Viertel dieser Enzephalopathen blieb ohne Berufsausbildung.

Leistungsmängel, durch Konzentrationsschwäche und emotionale Labilität oder andere Folgeerscheinungen hervorgerufen, behindern den Berufserfolg zusätzlich zur Intelligenzminderung. Eine Qualifikation im Erwachsenenalter ist von unseren Probanden kaum in Anspruch genommen worden. 59,2% der Probanden hatten keine Ausbildung erhalten, zum Befragungszeitpunkt waren noch 53,5% als ungelernte Arbeiter in Industrie und Landwirtschaft tätig. Das alles deckt sich mit den Angaben von *Hennig* und *Dober* (1981), daß Qualifizierungsangebote nur von sehr wenigen Debilen wahrgenommen werden, wobei sich die Ungelernten weniger weiter bilden als die ehemaligen Teillehrlinge.

Überlegungen, daß durch veränderte Arbeitsverhältnisse im Laufe dieses Jahrhunderts, durch anspruchsvollere Arbeitsbedingungen, Mechanisierung und Automatisierung den Debilen adäquate Arbeitsplätze verlorengehen, konnte *Spreen* (1978) zurückweisen. Im Laufe der letzten 70 Jahre hatten sich keine Schwierigkeiten bei der Arbeitsvermittlung für geistig Behinderte ergeben. Für die DDR darf hier gelten, daß durch die Schulen und entsprechende Berufsberatungseinrichtungen der Übergang und Einsatz im Berufsleben organisiert ist. Durch gute Berufsvorbereitung, wobei den Berufshilfsschulen besondere Bedeutung zukommt, werden Debile auch befähigt, Arbeiten, die einen gewissen Grad von Mechanisierung verlangen, auszuüben.

Ob aber immer Zufriedenheit mit der beruflichen Tätigkeit besteht, die Arbeit also nicht nur den Fähigkeiten, sondern auch Bedürfnissen des Probanden entspricht, kann neben anderen Motiven an der Häufigkeit des Arbeitsplatzwechsels abgelesen werden. Häufiger Wechsel korreliert mit dem Item „keine Berufsausbildung". Eine Ausbildung führt zu besserer sozialer Eingliederung und Bindung an den Arbeitsplatz. Bei unseren Probanden war der Wechsel gering, 62,5% hatten bisher nur ein bis zwei Arbeitsstellen. Solches Ergebnis finden wir auch bei *Großmann* und *Künne* (1979), wo sich nach 3 bis 10 Berufsjahren noch 60% aller Probanden am gleichen Arbeitsplatz befanden. Nach durchschnittlich fünf Berufsjahren fand *Neumüller* (1983) noch 68,1% männliche und 71,5% weibliche Hilfsschulabsolventen im gleichen Betrieb. *Hennig* und *Dober* (1981) stellten die Abhängigkeit der Fluktuation vom Familienstand fest. Während ledige Probanden zu 72,3% im erlernten Beruf bleiben, reduzierte es sich bei verheirateten oder geschiedenen Probanden auf 16,7%. Unterschiede zwischen dieser Erhebung und unseren Probanden könnten auch regional bedingt sein.

Hinsichtlich des Geschlechtslebens fanden wir keine auffälligen Abweichungen von der Norm. Auch *Radlbeck* (1974) fand hinsichtlich des Kohabitarchetermins nur sehr geringe Unterschiede zwischen Hilfsschülern und Normalschülern. Die Angaben unserer Probanden sind ungenau, jedoch halten wir eine Annäherung bzw. Übereinstimmung mit den Ergebnissen von *Radlbeck* für wahrscheinlich. Allerdings fanden wir zum Erhebungszeitpunkt noch 84,5% unverheiratet, wobei im Durchschnittsalter von 20,2 Jahren allgemein noch keine abgeschlossene Familienbildung vorliegt. 33% unserer männlichen Probanden sind gegenüber 67% aller Männer dieser Altersgruppe (22 bis 30 Jahre alt) in der Durchschnittsbevölkerung verheiratet. *Richter* (1981, vgl. Kap. 3) fand bei hirngeschädigten Normalintelligenten 29% verheiratete Probanden gegenüber 15,5% (beider Geschlechter) unserer Stichprobe. Allerdings sind letztere im Mittel ein Jahr jünger. Das könnte bedeuten, daß debile junge Erwachsene später heiraten, weil sie offenbar mehr Schwierigkeiten bei der Partnerfindung haben. Sie haben auch weniger Kinder als die normalintelligenten Enzephalopathen. *Crissey* (1975) fand, daß geistig Behinderte weniger oft heiraten und weniger Kinder haben, aber nur wenige dieser Kinder behindert sind. Damit widerlegen unsere Ergebnisse auch die Intelligenz-Fruchtbarkeits-Hypothese, nach der mit sinkender Intelligenz infolge ungehemmter Fortpflanzung die Fertilität steigen und dadurch das Begabungspotential der Bevölkerung in der Generationsfolge abnehmen soll. Diese vor 60 Jahren geäußerte Befürchtung erweist sich als hinfällig, besonders da die Geburtenkontrolle in allen Sozialschichten der Bevölkerung besteht.

Die Annahme von sozialen Hemmungen unserer Debilen könnte sich auch bei der Freizeitgestaltung widerspiegeln. Nur ein Drittel verbringt die freie Zeit in einer Gruppe, bei den anderen finden wir nicht nur die stärker Behinderten – es gibt eine Korrelation zu dem Item „kein eigenes Einkommen" –, sondern auch die älteren Probanden, die durch Familie und häusliche Arbeiten mehr gebunden sind. Da das Fernsehen bei *Dober* und *Hennig* (1981) mit 88% ausgewiesen ist und vermutlich auch bei unseren Probanden an vorderer Stelle steht, kann es als Ausweichmöglichkeit bei mangelnden eigenen Kontakten gesehen werden. Gleichzeitig liegt für unsere Probanden neben der Chance zum Bildungserwerb eine Gefahr in der unkritischen Übernahme von negativen Leitbildern, besonders im Kriminalfilm. *Künne* (1981) fand viele Befragte in ihrer Lebensweise sehr zurückgezogen, zum Teil sogar isoliert. Leider finden wir hier keine Zahlenangaben. Solche Isolierung könnte Ausdruck einer neurotischen Reaktion sein und zu weiteren Fehlentwicklungen führen. Allerdings sind Neurosen häufiger bei leicht Behinderten oder Personen mit Intelligenz im Grenzbereich zu finden als bei schwer Geschädigten. So werden z. B. Isolation, Mißerfolgserlebnisse, Erleben von Schuldgefühlen, Hoffnungslosigkeit wegen eigener Unzulänglichkeit als neurosebegünstigend angesehen.

Die Angaben über den Alkoholkonsum in unserem Material sind ungenau, weil offenbar hier von den Probanden Bewertungen befürchtet wurden. *Dober* und *Hennig* (1981) fanden Hinweise, wonach 85% der Befragten Alkohol trinken, 63% der Männer tranken regelmäßig, von den Vertretern der Betriebe konnten jedoch keine Hinweise auf Alkoholmißbrauch gegeben werden. Kritikschwäche, emotionale Labilität und Suggestibilität werden häufig in Verbindung mit Alkoholmißbrauch als Auslöser für aggressive und kriminelle Handlungen angesehen.

Den hohen Stellenwert ungünstiger psychosozialer Entwicklungsbedingungen für das Zustandekommen delinquenten Verhaltens konnte auch *Richter* (1981, vgl. Kap. 3) belegen. Sie fand bei normalintelligenten Enzephalopathen 21% straffällig gewordene Probanden. Damit übersteigt das Ergebnis unsere Befunde, wonach 16% unserer Stichprobe sich wegen krimineller Handlungen verantworten mußten. Daß damit der DDR-Durchschnitt (1972) um ein Mehrfaches überschritten wird, hatten wir schon erwähnt. Unsere Ergebnisse liegen zwischen den von *Richter* mit 21% und den von *Dober* und *Hennig* (1977) mit nur 12% angegebenen Werten. Die normalintelligenten Enzephalopathen zeichnen sich durch eine höhere Straffälligkeit aus. Kriminalität ist demnach weniger die Folge einer Intelligenzminderung als der ihr zugrunde liegenden Hirnschädigung. Die Befragten, die stärker in der Intelligenzentwicklung behindert sind, wie bei *Hennig* und *Dober*, sind seltener kriminell geworden, und die von *Wruck* (1983, siehe Abschnitt 5) nachuntersuchten Imbezillen boten gar keine Kriminalität. Unsere ätiologisch eindeutige Gruppe läßt sich, wie auch bei *Richter*, mit den Forschungsergebnissen von *Szewczyk* und *Wolf* (1975) in Übereinstimmung bringen. Sie fanden als eine der Hauptursachen für die Delinquenz bei Jugendlichen die frühkindliche Hirnschädigung. *Neumärker* (1978), der hirngesunde, fraglich hirngeschädigte und hirngeschädigte jugendliche Straftäter hinsichtlich der sozialen Konstellation miteinander verglich, fand darin keine wesentlichen Unterschiede. Er verweist damit auch auf die Bedeutung des sozialen Bereiches und hält die frühkindliche Hirnschädigung für einen zusätzlichen Belastungsfaktor. Die Kombination von Hirn- und Milieuschädigung erweist sich als besonders ungünstig, da sich die oft beschriebene Milieuanfälligkeit des hirngeschädigten Kindes (*Göllnitz* 1961, *Lempp* 1964) negativ auf die Sozialisation auswirkt. Gesellschaftlich relevante Normsysteme können von Enzephalopathen im ungünstigen Milieu nur schwer anerkannt, verinnerlicht und übernommen werden, um ein stabiler Halt gegenüber negativen Einflüssen zu werden. Die generelle Gefährdung durch soziale Mangelsituationen, disharmonische soziale Verhältnisse und fehlende Wertnormsysteme zeigten auch andere Autoren auf (*Dettenborn* und *Fröhlich* 1971).

Die Sozialisation unserer Enzephalopathen ist durch ihre Milieuanfälligkeit und verminderte Intelligenz erschwert, was heißen kann, daß solcher Personenkreis besonders gefährdet ist und der Vorbeugung großer Raum gewidmet werden muß. Das Bestreben unserer Probanden nach unauffälliger sozialer Einordnung oder auch Anerkennung kann bei erschwerter Realisation zu neurotischen Reaktionen und/oder sozialabnormem Verhalten wie auch zu erhöhter Anfälligkeit für kriminelles Handeln führen.

Wie wichtig für den Werdegang zu angepaßtem Sozialverhalten die Anerkennung ist, belegt *Künne* (1981), die im Gegensatz zu den Ergebnissen von *Dober* und *Hennig* (1981), bei denen nur 10% der Untersuchten gesellschaftliche Arbeit verrichteten, häufige gesellschaftliche Betätigung fand. So hatte jeder vierte Befragte eine Aufgabe übernommen. Unsere Erhebung ergab, daß 73% Mitglieder in Organisationen und 14% aktiv tätig sind. Solche gesellschaftliche Betätigung trägt zur Herausbildung wesentlicher sozialer Beziehungen bei und ermöglicht eine bessere Integration der Geschädigten. Verhaltensunsicherheiten in sozialen Beziehungen können damit vermindert werden.

4.4.3. Intellektuelle Entwicklung zum Erwachsenen

Die eingangs gestellten Fragen nach einer möglichen Veränderung im Sinne einer Verbesserung des bei der Erstuntersuchung festgestellten Intelligenzniveaus können nunmehr bejaht werden. Wir fanden bei der Untersuchung, die im Mittel nach 9,6 Jahren stattfand, einen mittleren IQ-Anstieg von 74 auf 83; beim ausschließlichen Vergleich der Probanden, die mit HAWIK und HAWIE geprüft wurden, einen solchen von 77 auf 90. Eine gewisse Rückbildungstendenz der geistigen Behinderung läßt sich also an unserem Material belegen.

Unter welchen Bedingungen war das möglich? Zunächst gilt es, dem immer wieder auftretenden Einwand, daß hier ein Methodenartefakt vorliegen könnte, daß das Ergebnis ein Testwiederholungseffekt sei, zu begegnen. Einen Leistungsanstieg fanden andere Autoren ebenfalls. *Clarke* und *Clarke* (1954) stellten fest, daß er mit der Länge des Intervalls zwischen Vor- und Nachuntersuchung sogar zunimmt, also Übungseffekte wegfallen. Auch die verschiedenen Verfahren haben auf das Endergebnis keinen Einfluß, denn mit unterschiedlichen Methoden wurden gleiche Resultate im Sinne des Intelligenzanstieges bei Debilen im Erwachsenenalter gefunden. Wäre es ein Methodenfehler, müßten bei normalintelligenten Kindern ähnliche Verläufe zum Erwachsenenalter hin zu beobachten sein. Untersuchungen (*Honzik*, *MacFarlane*, *Allen* 1948) zeigten hier kein Sinken des mittleren IQ bis zur Adoleszenz wie bei den Debilen. Ein Anstieg im Erwachsenenalter blieb ebenfalls aus (*Baller, Charles, Miller* 1967).

Richter (1981, s. Abschnitt 3) stellte bei der Nachuntersuchung normalintelligenter Enzephalopathen mit den gleichen Verfahren fest, daß sie im Kindes- und Erwachsenenalter fast identische Gesamt-IQ-Mittelwerte von 95 und 96 hatten. Diese Ergebnisse stimmten mit den oben angeführten Überlegungen überein, so daß trotz gewisser methodischer Unzulänglichkeiten, die in der Regel katamnestischen Untersuchungen anhaften, von einer ausreichenden Vergleichbarkeit der Ergebnisse zwischen den Erhebungen im Kindes- und Erwachsenenalter ausgegangen werden kann.

Zu bedenken ist weiterhin, daß die in der Kindheit gestellte Diagnose „Debilität" schon deshalb nicht bei jedem dritten Patienten als falsch eingestuft werden kann, da sie sich auf eine stationäre Beobachtung über einen längeren Zeitraum bezieht, bei der einige Fehlerquellen (z. B. Übermüdung u. a.) wegfallen, die bei einer ambulanten Diagnostik nicht auszuschließen sind.

Auch bei Beschränkung auf hirngeschädigte debile Kinder stellten wir ein Aufholen in der geistigen Entwicklung fest. Nur 21% der Debilen unserer Gruppe behielten einen IQ in der gleichen Dekade, alle anderen zeigten größere Veränderungen. Von den Debilen konnte ein Drittel einen IQ über 90 erreichen. Ein Drittel bis ein Fünftel geistig leicht Behinderter holen auf. Damit sind nach der WHO-Klassifikation „Grenzfälle" gemeint, die einen IQ 85 bis IQ 68 aufweisen, d. h. jene Population, die in der DDR die Hilfsschule besucht. Für die leicht Behinderten ist ein Ansteigen der Intelligenz im Erwachsenenalter charakteristisch. Bei mittelgradig geistig retardierten Patienten konnte *Wruck* (Abschnitt 5) immerhin auch noch eine häufigere Intelligenzverbesserung als ein Gleichbleiben oder eine Verschlechterung nachweisen. Doch ist sie hier nicht so ausgeprägt. Die bei leicht hirngeschädigten debilen Probanden in der Kindheit beobachtete Verlangsamung der geistigen Entwicklung setzt sich nicht bis ins Erwachsenenalter fort, sie kommt zum Stillstand und kann von manchen Retardierten, wenn auch in unterschiedlichem Maße, wieder aufgeholt werden. Deshalb ist es *Rösler* (1973) folgend, berechtigt, von einem Entwicklungsrückstand zu sprechen, da es keinen während des ganzen Lebens konstant bleibenden Grad der Intelligenzminderung gibt. Der Intelligenztiefstand ist nicht als in jedem Falle irreversibler Defekt aufzufassen. Ein Intelligenztiefstand, ob als Folgezustand einer Krankheit oder eines Milieuschadens, in unserem Fall eines frühkindlichen Hirnschadens, bleibt nicht konstant. Unter welchen Bedingungen kann sich eine Intelligenzverbesserung vollziehen?

Eine lineare Kausalität zur Intelligenzverbesserung ist selten vorhanden, in der Regel besteht eine Wechselwirkung der einander bedingenden Parameter. Ganz allgemein läßt sich sagen, daß der Gesundheitszustand von Wichtigkeit ist. *Günther* und *Günther* (1980) konnten bei ihrer Erhebung nachweisen, daß der Gesundheitszustand große Bedeutung für die Konstituierung des intellektuellen Leistungsniveaus hat. Die intellektuelle Entwicklung ist ein Lernvorgang. Durch eine frühkindliche Schädigung behinderte Probanden, wie in unserem Material, bleiben gegenüber hirngesunden Personen benachteiligt.

Eine bessere intellektuelle Leistung, ein Nachholen ist abhängig vom Grad der Hirnschädigung und der Ausprägung des chronischen hirnorganischen psychischen Achsensyndroms. Bei geringerer somatischer und psychosomatischer Beeinträchtigung ist der nachholende Lernerfolg am wahrscheinlichsten. Der Zuwachs ist bei unserem Testmaterial besonders im Handlungsteil des HAWIE erkennbar, was auch *Charles* (1953) und *Rabin* (1971) nachweisen konnten. Der Grad der Hirnschädigung ist neben dem hier nicht zu diskutierenden Erbschaden ein bedeutender Faktor für die nachholende Entwicklung.

Das Lernen wird jedoch auch stark durch das soziale Milieu begünstigt oder behindert. Deshalb können Hilfsschüler aus schlechtem Milieu später noch deutlicher als Hirngeschädigte aufholen, wie *Svendsen* (1982) mit seinen Katamnesen belegt. Die Angepaßtheit des sozialen Verhaltens kann als Kompensationsmechanismus die intellektuelle Entwicklung entsprechend beeinflussen. *Cobb* (1972) glaubt, daß eine echte Änderung des intellektuellen Status auch im frühen Erwachsenenalter möglich ist, meint aber, daß es sich dann vorrangig um eine geistige Behinderung als Folge von Umweltdeprivation handelt, die sich im späteren Alter langsam auflöst.

Weiterhin zeigte sich bei unseren Ergebnissen, daß sich das Niveau der späteren beruflichen Tätigkeit positiv auf die geistige Entwicklung auswirkt, wobei hier eine Wechselwirkung besteht. Da sich der Hirngeschädigte auch durch Denkverlangsamung, Konzentrationserlahmung u. a. auszeichnet, verwundert es nicht, daß er bei dem gesellschaftlich organisierten Lernen in der Schule mit dem schnellen Lerntempo normalintelligenter Schüler nicht Schritt halten kann. Er bleibt zurück und hat erst dann eine Chance aufzuholen, wenn der Lernzuwachs des hirngesunden Normalintelligenten geringer wird. Das kann heißen, daß nach der Beendigung der Schule und/oder Lehre als Folge der Nachreifung eine allmähliche Angleichung an ein normales Intelligenzniveau möglich wird.

Nun ist Intelligenz aber nicht aus der Gesamtpersönlichkeit herauszulösen, so daß sie in ihrer Beziehung zu Emotionen, Haltungen, Stimmungen und Lebenserfahrungen gesehen werden muß. Intelligenz wird von uns als ein wesentlicher Bestandteil der Persönlichkeit verstanden, der sich vom Gesamtgefüge nicht ablösen und entflechten läßt. So dürften für das Aufholen der intellektuellen Fähigkeiten auch motivationale Faktoren von Bedeutung sein. Stimulierend sind besonders Anerkennung im sozialen, gesellschaftlichen, beruflichen Bereich, die neue Zielstellungen intendieren, Wege zu größerer Eigenständigkeit aufzeigen. Andererseits behindern Enttäuschungen, Mißerfolgserlebnisse, Hoffnungslosigkeit die Entwicklung, führen zu neurotischen Reaktionen und verhindern die potentielle Weiterentwicklung. Emotionale Befindlichkeit und Lernverhalten hängen eng miteinander zusammen, wie *Roether*, *Juhl* und *Schöpf* (1981) in Lernexperimenten an Erwachsenen nachweisen konnten.

Gesellschaftliche Bedingungen, weltanschauliche und philosophische Ansichten beeinflussen die Einstellung und Hilfeleistung gegenüber Geschädigten. Wenn wir uns, *Spreen* (1978) folgend, Intelligenz als Potenz des einzelnen vorstellen, dann könnte „durch gute Förderung solche Potentialität in Realität verwandelt werden". Immerhin wird hier die Möglichkeit einer Weiterentwicklung gesehen und damit eine Ermutigung für die Förderung Behinderter gegeben. Unter unseren gesellschaftlichen Bedingungen wird das Aufholen intellektueller Fähigkeiten begünstigt. Lernbehinderungen werden medizinisch und sonderpädagogisch verringert, so daß gewachsenes Selbstvertrauen in Wechselwirkung mit erhöhten geistigen Anforderungen ein echtes Nachholen der intellektuellen Reife ermöglicht. Wie sehr die Intelligenzentwicklung in Beziehung zu anderen Variablen besonders im sozialen Bereich steht, zeigte schon Tabelle 10. Die anregende Wirkung sozialer Beziehungen kann als wichtige Einflußgröße gesehen werden. Da sich dieses aber besonders im jungen Erwachsenenalter (unsere Probanden sind 17 bis 30 Jahre alt) vollzieht, ist damit auch die Adoleszenz-Maximum-Hypothese, die besagt, daß die geistige Leistungsfähigkeit kurz nach Abschluß der biologischen Reife am höchsten sei und dann zurückgehe, an unserem Material nicht haltbar. Weiterentwicklung ist bei Hirngeschädigten verzögert und kommt erst nach Abschluß der biologischen Reife im jungen Erwachsenenalter zur Entfaltung. Allerdings bleibt der mit der Intelligenzsteigerung erreichte Grad trotzdem unter dem Niveau der hirngesunden Normalintelligenten.

Die potentielle Möglichkeit des Lernens im Erwachsenenalter entspricht den Forschungsergebnissen zur Lernfähigkeit, die besonders von *Roether* (1981) vorgelegt wurden. Sie stellte fest, daß die Lernfähigkeit unter günstigen Bildungs- und Trainingsvoraussetzungen im allgemeinen bis ins hohe Lebensalter erhalten bleibt. Allerdings steht sie in Abhängigkeit vom Gesundheitszustand, wobei die Lern- und Leistungsbehinderung von Enzephalopathen dann kompensiert werden kann, wenn das Ausgangsniveau ausreichend hoch ist. Aber gerade das ist bei unseren Probanden schwach ausgeprägt, so daß Katamnesen unserer Probanden im mittleren Erwachsenenalter notwendig sind, um über diesen Trend zur weiteren Kompensation von Hirnschäden Auskunft geben zu können.

4.5. Zusammenfassung

Die vorliegende Arbeit konzentriert sich ausschließlich auf Kinder mit der stationär erhobenen Diagnose einer frühkindlichen Hirnschädigung bei geistiger Retardierung vom Grade einer Debilität. Die Beeinträchtigung des Leistungsvermögens als Hirnschadenfolge und ihre Auswirkung im Erwachsenenalter wurden geprüft. Von 222 ehemaligen Patienten der Abteilung Kinderneuropsychiatrie der Nervenklinik der Wilhelm-Pieck-Universität Rostock konnten 71 im Jahre 1972 von Ärzten und klinischen Psychologen nachuntersucht werden. Die Probanden waren bei der Erstuntersuchung im Durchschnitt 10,7 Jahre, bei der Nachuntersuchung 20,2 Jahre alt, das Intervall betrug 9,6 Jahre.

Bei der ersten Untersuchung erwiesen sich die 71 nachuntersuchten Probanden im somatischen Bereich als relativ stark behindert. Sie zeigten Normabweichungen beim EEG, PEG, in der Motorik und im neurologischen Befund. Das Bildungs- und Erziehungsniveau der Kinder wurde zu mehr als 50% als ungünstig eingeschätzt. Im psychischen Bereich deutete das gestörte Antriebsverhalten auf eine Hirnschadenfolge hin. Die Intelligenzleistungen wurden bei verschiedenen Verfahren zwischen 60% und 85% als normabweichend beurteilt.

Die zweite Untersuchung der Probanden im jungen Erwachsenenalter zeigte eine Verbesserung des körperlichen Allgemeinzustandes. Dennoch fanden wir eine Zunahme auffälliger Röntgen-Schädel-Befunde, jedoch eine Verringerung des Anfallsgeschehens und mehr Hinweise auf Allgemeinveränderungen im EEG als in den Befunden der Kindheit. Körperlich-neurologische Abweichungen waren bei beiden Untersuchungen fast gleich hoch, was als Hinweis auf eine relative Konstanz somatischer Hirnschadenkriterien gedeutet werden kann.

Die soziale Entwicklung unserer Probanden unterschied sich von der Durchschnittsbevölkerung hinsichtlich Schulabschluß und Berufserfolg. Sie blieben in der Berufsbildung und Berufstätigkeit unter ihrem Intelligenzniveau. Hinsichtlich ihres Freizeitverhaltens zeigte sich eine Tendenz zur Isolierung und Abwendung von Gruppenaktivitäten. Auffälligstes soziales Merkmal war die mißlungene Anerkennung und Einhaltung gesellschaftlicher Normen, was im hohen Anteil Straffälliger (16%) zum Ausdruck kam.

Die IQ-Mittelwerte der Gruppe hatten sich im Beobachtungszeitraum von 74 auf 83 erhöht. Bei Beschränkung auf die Probanden, die mit HAWIK und HAWIE untersucht wurden, erfolgte ein Anstieg von 77 auf 90. Daran läßt sich eine Rückbildungstendenz der geistigen Behinderung belegen.

In der ersten Untersuchung fanden sich Zusammenhänge zur Intelligenz vorrangig bei der Beurteilung der Sprachentwicklung, der Intaktheit der Sinnesorgane, des körperlichen Gesamteindrucks und des Bildungsmilieus. Im Erwachsenenalter bestand eine enge Beziehung zur Motorik und zum PEG-Befund im Kindesalter. Das Intelligenzniveau korrelierte deutlich mit solchen Variablen im Erwachsenenalter wie Verhalten, Schulabschluß, Berufstätigkeit, Einkommen und Mitgliedschaft in gesellschaftlichen Organisationen. Eine direkte Abhängigkeit zur Intelligenzverbesserung war selten vorhanden, in der Regel besteht eine Wechselwirkung der verschiedenen Einflußgrößen.

Die Untersuchung ließ erkennen, daß Änderungen in der Intelligenzleistung und in der Persönlichkeitsentwicklung eintreten können. Es handelt sich bei der frühkindlichen Hirnschädigung und ihren Folgeerscheinungen, hier vorrangig unter Beachtung der Debilität, um keinen irreversiblen Defekt. Die Leistungsbreite erweitert sich, verschiebt sich häufiger in Richtung Verbesserung, sie bleibt aber meistens im subnormalen Bereich. Daraus ergibt sich die Aufgabe der Förderung frühkindlich hirngeschädigter Debiler nicht nur im Kindesalter, sondern auch über den Zeitpunkt der Entlassung aus der Schule hinaus.

5. Nachuntersuchung von mittelgradig geistig retardierten Enzephalopathen

P. Wruck

5.1. Einführung

Langzeitstudien, die die Intelligenzänderung vom Kindesalter an bis in das Erwachsenenalter hinein untersuchen, gibt es nur sehr wenige, und die vorhandenen wurden in der Regel durch die gegebenen Bedingungen und nicht durch eine wünschenswerte Versuchsplanung „aufgebaut". Sie wurden z. B. aus mehreren kurzen Verläufen konstruiert. Die älteste dieser Untersuchungen ist wohl jene von *Kuhlmann* (1921) an 639 hospitalisierten Oligophrenen, die zeigt, daß der IQ-Abfall bei den Grenzfällen bereits etwa vom 14. Lebensjahr an aufhört und bis zum 20. Lebensjahr bei einem IQ von etwa 70 stagniert, während der gleiche Verlauf bei Debilen im 15. und 16. Lebensjahr und einem IQ von etwa 55 bis 60 zu beobachten ist. Die Imbezillen fallen mit dem IQ nach dieser Untersuchung von etwa 40 im 8. Lebensjahr auf etwa 30 im 18. Lebensjahr und scheinen sich danach aufzuspalten in solche, deren IQ weiter sinkt und solche, die ebenfalls bis zum 20. Lebensjahr diesen IQ von 30 beibehalten.

Eine Untersuchung von *Sloan* und *Harman* (1947) zeigt dagegen vom 14. Lebensjahr bis zum mittleren Alter von 20 Jahren und 8 Monaten einen IQ-Abfall von 50 auf 46. Diese Aussage ist auf den Mittelwert der Gesamtgruppe von 1446 Probanden bezogen und läßt eine solche „Aufspaltung" aufgrund der Streuungen ebenfalls zu. Zu einem ähnlichen Ergebnis kommt auch *Tizard* (1966). *Schmidt* (1946) gibt dagegen bei schwer Debilen und leicht Imbezillen einen Intelligenzanstieg bis zum Erwachsenenalter an, der allerdings nur bei geförderten Probanden zu bemerken sei. Das wird auch durch Untersuchungen von *Brand* et al. (1969) bestätigt.

Nach *Zeaman* und *House* (1962) fällt bei Patienten mit Morbus Langdon Down der IQ vom 6. bis zum 17. Lebensjahr von etwa 48 auf etwa 24 und steigt dann bis zum 50. Jahr schwach um wenige IQ-Einheiten wieder an. Nach ihren Berechnungen verlief in der untersuchten Stichprobe das Intelligenzalter proportional zum Logarhythmus des Lebensalters. *Klapper* und *Birch* (1967) untersuchten nach einem Intervall von 14 Jahren 51 Oligophrene im jüngeren Erwachsenenalter und fanden einen durchschnittlichen IQ-Zuwachs von 6,5 IQ-Punkten. Sie schlossen aus ihrer Untersuchung, daß die besten IQ-Voraussagen im IQ-Bereich unter 50 und über 90 möglich wären, weil sich in diesen Bereichen 100 bzw. 86% der Probanden im IQ nicht verändert hätten. In ihrer Untersuchung hätten sich also vor allem die Debilen in der Intelligenz verbessern können, wofür auch Untersuchungen von *Rejdibojm* (1973) und *Thaut* (Abschnitt 4) sprechen. *Wald* (1983) veröffentlichte eine Untersuchung von 260 Imbezillen, die im Alter von 10 Jahren voruntersucht und im Erwachsenenalter ebenfalls kontrolliert wurden. Von diesen Probanden sind 62,2% im gleichen IQ-Bereich verblieben, 18,9% hatten sich verschlechtert und 19,7% hatten die ursprüngliche IQ-Dekade überschritten.

Auch über die körperliche Entwicklung von Imbezillen bis zum Erwachsenenalter gibt es etliche Untersuchungen (z. B. *Kratter* 1959; *Mosier*, *Grossman* und *Dingman* 1962 und 1965; *Culley*, *Jolly* und *Mertz* 1963; *Rundle* und *Sylvester* 1965; *Frisch* und *Revelle* 1971; *Celley* 1974; *Buday* 1974), die übereinstimmend mehr oder weniger ausgeprägte körperliche Fehlentwicklungen belegen, in ihrer Bedeutung aber begrenzt bleiben, weil sie entweder einzelne Bereiche, wie die Sexualentwicklung, isoliert untersucht haben oder die gesamte psychosoziale Entwicklung unbeachtet ließen.

Wir meinen aber, daß gerade im Bereich der mittelgradigen geistigen Retardierung aufgrund ausgeprägter und differenzierter somato-psycho-sozialer Entwicklungsunterschiede Probleme der psychosomatischen Dialektik sicht- und klärbar werden, wenn alle drei Teilbereiche dieser Entwicklung im Zusammenhang untersucht werden.

5.2. Problemstellung und Durchführung der Untersuchung

Diese Untersuchung stellt sich das Ziel, an einer möglichst vollständigen Stichprobe mit großem Untersuchungsintervall unter besonderer Berücksichtigung von Intelligenzgrad und Intelligenzänderung zu untersuchen, wie sich mittelgradig geistig retardierte Enzephalopathen bis zum jüngeren Erwachsenenalter entwickelt haben, solange sie noch durch keine gezielte, umfassende und kontinuierliche Förderung vom Säuglingsalter an in ihrer Entwicklung beeinflußt worden sind. Es kam dabei insbesondere darauf an, die somatischen, psychischen und sozialen Bedingungen und Veränderungen zu erfassen und miteinander in Beziehung zu setzen, um ihren Einfluß auf die Intelligenzentwicklung, das führende und von anderen Enzephalopathen abgrenzende Merkmal, abschätzen zu können.

Unsere Untersuchungsstichprobe umfaßt unausgelesen alle 73 imbezillen Patienten, die im Zeitraum der Voruntersuchung stationär aufgenommen worden waren. Bis auf 10 inzwischen verstorbene Probanden konnten in den Jahren 1975/76 alle im jüngeren Erwachsenenalter nachuntersucht werden (= 86%). Bei einem Untersuchungsintervall von 4 bis 18 Jahren – im Mittel 13,6 Jahre – kamen sie im 18. bis 31. Lebensjahr zur Nachuntersuchung und hatten ein mittleres Alter von 21,6 Lebensjahren ($s = 3{,}1$).

Vergleiche mit anderen Untersuchungen (*Benda* 1960; *Lempp* 1964 und 1967; *Strunk* und *Faust* 1967; *Bosch* 1970; *Schenk* und *Weber* 1970; *Rösler* 1970; *Moser* 1971; *Eggers* und *Bickel* 1974; *Schmid* 1974; *Krynski* 1975; *Nissen* 1976; *Vater* und *Engel* 1977) zeigen eine relativ große Übereinstimmung in bezug auf das Voruntersuchungsalter, das bei unseren Probanden im Mittel 8,0 Lebensjahre betrug ($s = 3{,}69$).

Der Anteil der Imbezillen an den Oligophrenen ist dagegen deutlich geringer als bei anderen Autoren, was vermutlich am Profil einer Universitätsklinik liegt.

Die Planung der Nachuntersuchung erforderte aufgrund der schweren Schädigung unserer Probanden gewisse methodische Veränderungen gegenüber dem Gesamtuntersuchungsplan. Zur Zeit der Nachuntersuchung im jüngeren Erwachsenenalter wurden über die im Kap. 2 genannten Untersuchungsmethoden hinaus folgende verwendet:

- Neuropsychiatrische und allgemeine Anamnese nach Angaben der Eltern und deren Vervollständigung nach anderen verfügbaren Quellen,
- Inspektion des häuslichen Milieus sowie der Lebensbedingungen hospitalisierter Probanden,
- Exploration der Mutter (wenn nicht möglich des Vaters oder anderer Bezugspersonen) zur klinischen Einschätzung ihres Intelligenzgrades und zur Gewinnung der Ausgangsdaten für die Anamneseskala,
- Papiertest von *Pierre Marie* (in *Orgass* und *Poeck* 1969).
- Mannzeichentest nach *Goodenough* (1926),
- Vineland-Sozial-Maturity Skala (VSMS) nach *Doll* (1953).
- Anamneseskala (AS) zur Überprüfung und Vergleichbarkeit der Kenntnisse der Probanden über die eigene Person und ihre Lebensbedingungen (siehe Untersuchungsbogen C in *Wruck* 1983).

5.3. Ergebnisse

5.3.1. Intelligenz

Der Intelligenzgrad wurde zur Zeit der Voruntersuchung in 46 Fällen mit einem oder mit mehreren Testverfahren und in 17 Fällen ausschließlich klinisch bestimmt. Zur Zeit der Nachuntersuchung sind 54 Probanden wenigstens einem Verfahren unterzogen worden. Die restlichen 9 Probanden konnten aufgrund ihrer schweren Schädigung ebenfalls nur klinisch eingeschätzt werden.

Die Überprüfung der Intelligenzänderung zwischen Vor- und Nachuntersuchung erfolgte auf vier Wegen:

(1) Soweit Mittelwertvergleiche möglich waren, wurden diese insgesamt sowie für jede Testuntergruppe gesondert durchgeführt. Dabei ergab sich ein signifikanter Unterschied nur für die Gesamtzahl von 30 Probanden, die zu beiden Untersuchungszeitpunkten mit einem der Tests untersucht worden waren. Die Differenz betrug etwa 5 IQ-Punkte, so daß ein mittlerer IQ-Anstieg von 43,7 ($s = 12{,}8$) auf 48,5 ($s = 10{,}8$) vorlag ($p < 0{,}05$; Wilcoxon-Test). Auch in bezug auf das Intelligenzalter, wie es mit dem Mannzeichnungstest bestimmt worden war, konnte ein sehr

signifikanter Intelligenzanstieg von 57 ($s = 22$) auf 72 ($s = 28$) Entwicklungsmonate nachgewiesen werden ($p < 0{,}01$; Wilcoxon-Test).

(2) Legt man wegen der verschiedenen Testverfahren nur die Häufigkeitsverteilungen in IQ-Dekaden zugrunde, dann zeigt sich, daß von unseren 63 Probanden 31 (49%) in der ursprünglichen IQ-Dekade verblieben sind, 8 (13%) diese unterschritten und lediglich 24 (38%) diese überschritten haben. In diese Untersuchungen sind auch klinische Intelligenzeinschätzungen einbezogen worden, weil ein statistischer Vergleich mit den Testergebnissen übereinstimmende Tendenzen zeigte. Teilt man schließlich die Stichprobe zu beiden Untersuchungszeitpunkten in leicht Imbezille (IQ ab 40) und schwer Imbezille (IQ unter 40) ein, dann konnten lediglich 12 Probanden aus der niedrigeren in die höhere Klasse aufsteigen, und 9 fielen daraus zurück.

(3) Die Gesamteinschätzung der Intelligenzänderung, wie sie auch allen weiteren statistischen Vergleichen zugrunde gelegt worden ist, erfolgte individuell auf der Grundlage aller vorliegenden Tests und klinischen Untersuchungsergebnisse und ohne Berücksichtigung des Grades der Intelligenzänderung durch Zuordnung eines jeden Probanden zu den Gruppen „Intelligenzgrad verbessert", „Intelligenzgrad unverändert" und „Intelligenzgrad verschlechtert". Danach haben 40 Probanden bei der Nachuntersuchung eine nachweisbar bessere Intelligenzleistung. In allen Fällen, in denen dies nicht auf Grund des IQ- oder IÄ-Vergleiches erfolgen konnte, wurden dazu einzelne Leistungen, die während der Voruntersuchung beschrieben worden waren, wiederholt und verglichen. 13 Probanden hatten sich verschlechtert, und bei 10 Probanden war keine Änderung nachweisbar. Um zu prüfen, ob sich diese Gesamteinschätzung der Intelligenzänderung zwischen schwer und leicht imbezillen Probanden unterschied, vergleichen wir die Testergebnisse beider Untersuchungen mit der auf diese Weise festgelegten Intelligenzänderung. Zwischen den Tests der Voruntersuchung und der Intelligenzänderung besteht kein signifikanter Zusammenhang. Leicht und schwer imbezille Probanden haben sich danach etwa gleichsinnig in der Intelligenz verändert. Dagegen zeigen sich zwischen den Tests der Nachuntersuchung und der Intelligenzänderung Zusammenhänge, die im Handlungsteil des HAWIE am deutlichsten ($C_{korr} = 0{,}72$) und in bezug auf das mit dem Mannzeichnungstest bestimmte Intelligenzalter am geringsten ($C_{korr} = 0{,}44$) sind. Probanden, die sich im Intelligenzgrad verbessern konnten, haben

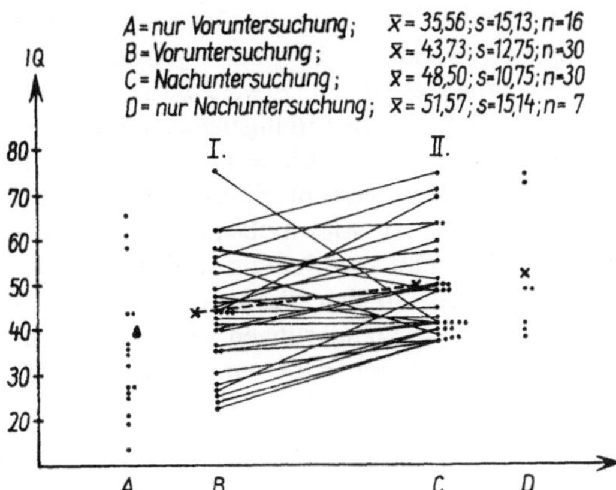

Abb. 8: Vergleich der Intelligenztestergebnisse imbeziller Enzephalopathen in der 1. und 2. Untersuchung. (Zur Zeit der Voruntersuchung konnten 17, bei der Nachuntersuchung 9 der Probanden infolge ihrer schweren Schädigung nicht geprüft werden. Unter D sind lediglich Probanden mit vollständigem HAWIE-Ergebnis aufgeführt. Von weiteren 24 liegen nur die Werte einzelner Untertests bzw. der Mann-Zeichnung vor, die etwa einem IQ zwischen 20 und 40 entsprechen).

jetzt sehr signifikant häufiger einen IQ über 40 als solche, die sich nicht verbesserten.

Die Intelligenzänderung von 30 in beiden Untersuchungen getesteten Probanden ist in Abbildung 8 dargestellt und macht diesen Zusammenhang recht deutlich. Über B sind die Intelligenzgrade der Voruntersuchung, über C die der Nachuntersuchung eingetragen. Zum Vergleich sind die Werte von jenen Probanden eingezeichnet, die *nur* in der Voruntersuchung (über A) oder *nur* in der Nachuntersuchung (über D) getestet worden sind.

(4) Ein Vergleich des Intelligenzgrades und der Intelligenzänderung mit dem Lebensalter der Probanden zu beiden Untersuchungszeitpunkten zeigt keine signifikanten Zusammenhänge mit Ausnahme des Intelligenzgrades zur Zeit der Voruntersuchung. Von 30 Probanden im Alter bis zum 7. Lebensjahr hatten 23 einen IQ unter 35 und nur 7 einen höheren. Vom 8. Lebensjahr an war das Verhältnis umgekehrt.

Somit sind die Intelligenzänderung und das im Erwachsenenalter erreichte Intelligenzniveau vom Lebensalter unabhängig, wenn zur Zeit der Voruntersuchung die jüngeren Probanden auch einen niedrigeren IQ hatten als die älteren.

Vergleicht man nun das Untersuchungsintervall mit dem Intelligenzgrad des Erwachsenenalters und mit der Intelligenzänderung, dann zeigt sich kein mit dem Untersuchungsintervall ansteigender Intelligenzgrad.

Somit können wir zusammenfassend folgende Intelligenzentwicklung bis zum jüngeren Erwachsenenalter feststellen: Etwa 2 Drittel unserer Probanden haben ihre Intelligenzleistungen verbessern können. Das restliche Drittel blieb teils unverändert oder verschlechterte sich sogar. Dieses Ergebnis ist vom Lebensalter der Probanden weitgehend unabhängig und auch nicht auf Unterschiede in den Testverfahren zurückzuführen. Intelligenzänderungen sind sowohl bei kleinerem als auch bei größerem Untersuchungsintervall nachweisbar.

5.3.2. Sonstige psychische Untersuchungsbefunde

Die Darstellung der psychischen und aller weiteren Untersuchungsbefunde erfolgt hauptsächlich im Zusammenhang mit der Intelligenz (bzw. der Intelligenzänderung), da diese unsere Stichprobe von anderen Enzephalopathen unterscheidet. Wir beschränken uns dabei auf jene psychischen Kategorien, die unseres Erachtens bei mittelgradiger geistiger Retardierung mit einiger Zuverlässigkeit klinisch beurteilt werden können.

5.3.2.1. Antrieb

Der Antrieb wurde unter zwei Aspekten untersucht (Definition siehe *Wruck* 1983):

- Als Antriebsanlaß
  Er ist klinisch noch relativ deutlich in zwei Qualitäten unterscheidbar: als zielorientierter, von zentral kommender Eigenantrieb und als reizorientierter, von peripher kommender Fremdantrieb.
- Als Antriebsmenge
  Sie läßt sich klinisch in quantitativen Abstufungen beurteilen.

Zwischen Antriebsanlaß und pathologischer Antriebsmenge war klinisch ein statistisch signifikanter Zusammenhang nachweisbar, indem Probanden mit vorwiegendem Eigenantrieb häufiger antriebsgemindert erschienen, solche mit vorwiegendem Fremdantrieb dagegen häufiger als antriebsgesteigert. Darüber hinaus sind Probanden mit normaler Antriebsmenge ausschließlich als eigenantriebig eingeschätzt worden.

Der Intelligenzgrad und die Intelligenzänderung standen nur mit der Antriebsmenge im Zusammenhang, wie dies der Tabelle 21 zu entnehmen ist. Am ausgeprägtesten ist, den Kontingenzkoeffizienten zufolge, der Zusammenhang zwischen Intelligenzänderung und Antriebsmenge. Alle Probanden mit normaler Antriebsmenge konnten ihre Intelligenz verbessern. Bei pathologischem Antrieb waren dagegen Intelligenzverbesserungen seltener als Stagnation oder Verschlechterung. Weniger ausgeprägt ist der Zusammenhang mit dem Intelligenzgrad, am deutlichsten noch zum Handlungs-IQ. Der Chi-Quadrat-Test bezieht sich auf pathologische oder normale Antriebsmenge bzw. Intelligenzquotienten unter oder ab 40.

Tab. 21: Zusammenhang zwischen Antriebsmenge und Intelligenzgrad zur Zeit der Nachuntersuchung sowie Intelligenzänderung gegenüber der Voruntersuchung

Antriebsmenge	*n*	Intelligenzgrad			Intelligenzänderung		
		bis 39	40–49	ab 50	–	=	+
vermindert	17	11	5	1	8	3	6
gesteigert	22	13	5	4	5	7	10
normal	24	8	10	6	–	–	24
Summe:	63	32	20	11	13	10	40

IQ: Signifikanz 5% $C_{korr} = 0{,}35$
IÄ: Signifikanz 1% $C_{korr} = 0{,}72$

5.3.2.2. Kontaktverhalten

Das Kontaktverhalten in der Untersuchungssituation wurde aufgrund von Beobachtungen und Beschreibungen in 3 Gruppen unterteilt, die möglichst frei von positiven oder negativen Wertungen sein sollten. Als kontaktfähig und kontaktbereit wurden alle Probanden eingestuft, deren Verhalten als lebhaft-aufgeschlossen, anhänglich, klebrig und störend-distanzgemindert beschrieben worden ist. Als kontaktschwierig galt langsam-umständlich, allgemein ruhig, aber bei kleiner Anforderung prompt erregbar, störbar und mutistisch. Als nicht kontaktbereit oder -fähig wurde erethisches oder torpides Verhalten eingestuft. Es zeigte sich, daß zwischen den Einschätzungen zur Zeit der Vor- und Nachuntersuchung trotz des großen Intervalls kein signifikanter Unterschied bestand. Unsere daraus resultierende Annahme, daß sich das Kontaktverhalten unserer Probanden von der Kindheit bis zum Erwachsenenalter nicht wesentlich geändert hatte, wird außerdem von einer ähnlichen

Einschätzung durch die primären Kontaktpersonen belegt. Vergleichen wir dieses Kontaktverhalten mit der Intelligenz, so ist zunächst festzuhalten, daß in bezug auf die Voruntersuchung nur die spätere Intelligenzänderung ($C_{korr} = 0{,}43$), nicht aber der Intelligenzgrad korreliert. Zur Zeit der Nachuntersuchung sind dann sowohl zum Intelligenzgrad als auch zur Intelligenzänderung sehr signifikante und ausgeprägte Zusammenhänge feststellbar, wie sie Tabelle 22 ausweist. Bei zeitlich relativ invariantem Kontaktverhalten zeigt sich also eine deutlich bessere Intelligenzänderung solcher Probanden, die eine bessere Kontaktfähigkeit und -bereitschaft haben.

Tab. 22: Zusammenhang zwischen Kontaktverhalten, dem IQ der Nachuntersuchung und der Intelligenzänderung

Kontakt-fähigkeit	*n*	Intelligenz-grad			Intelligenz-änderung		
		bis 39	40–49	ab 50	–	=	+
kontakt-fähig	20	4	10	6	–	2	18
kontakt-schwierig	32	18	9	5	7	5	20
kontakt-unfähig	11	10	1	–	6	3	2
Summe:	63	32	20	11	13	10	40

IQ: Signifikanz 1% $C_{korr} = 0{,}62$
IÄ: Signifikanz 1% $C_{korr} = 0{,}64$

5.3.2.3. Konzentrationsverhalten

Als klinisches Maß zur Einschätzung der Konzentrationsfähigkeit der Probanden wurde die Fixierbarkeit auf eine Aufgabe beurteilt. Nach dieser groben Klassifizierung (konzentriertes Verhalten nicht beurteilbar, beobachtbar und nicht beobachtbar) bestand zwischen Vor- und Nachuntersuchung sowie in bezug auf die Einschätzung durch die Kontaktpersonen eine hohe Übereinstimmung. Die Intelligenz stand zu beiden Untersuchungszeitpunkten mit diesen Gruppen in signifikantem bis sehr signifikantem Zusammenhang. Die Tabelle 23 stellt diesen zur Zeit der Nachuntersuchung dar. Gutes Konzentrationsverhalten korrelierte also erwartungsgemäß mit höheren Intelligenzgraden und auch mit einer besseren Intelligenzänderung. Insgesamt scheint sich das Konzentrationsverhalten aber weniger als die Intelligenz verändert zu haben.

Tab. 23: Zusammenhang zwischen Konzentrationsverhalten und IQ der Nachuntersuchung und Intelligenzänderung

Konzen-tration	*n*	Intelligenz-grad			Intelligenz-änderung		
		bis 39	40–49	ab 50	–	=	+
nicht beurteilt	6	6	–	–	3	1	2
gute	36	12	15	9	2	5	29
schlechte	21	14	5	2	8	4	9
Summe:	63	32	20	11	13	10	40

IQ: Signifikanz 5% $C_{korr} = 0{,}38$
IÄ: Signifikanz 1% $C_{korr} = 0{,}51$

5.3.2.4. Affektive Modulationsfähigkeit

Die Einschätzung der Gefühlsqualitäten erschien schwieriger und weniger zuverlässig als die Beurteilung affektiver Veränderungen im Sinne einer Reagibilität oder Ansprechbarkeit. Wir klassifizierten deshalb nur in gut und schlecht affektiv modulationsfähige Probanden und fanden zwischen Vor- und Nachuntersuchung, wie beim Kontakt- und Konzentrationsverhalten, keine signifikanten Gruppenunterschiede. Die Übereinstimmungen waren hier aber trotzdem weitaus geringer, außerdem konnte nach den Voruntersuchungsbefunden 1 Drittel der Probanden nicht eingeschätzt werden.

Die Tabelle 24 zeigt wiederum sehr signifikante Zusammenhänge mit dem Intelligenzgrad und der Intelligenzänderung im Erwachsenenalter. (Die affektiven Befunde der Voruntersuchung korrelierten dagegen nur mit der Intelligenzänderung.) Probanden mit einer guten affektiven Modulationsfähigkeit haben sich also häufiger in der Intelligenzleistung verbessern können als solche mit einer schlechten. Letztere Gruppe hatte dann auch gehäuft IQs unter 40, während bei guter affektiver Modulationsfähigkeit alle Intelligenzgrade gleichermaßen vertreten waren. Es muß allerdings betont werden, daß dieser Zusammenhang nur zum Handlungs-IQ so deutlich hervortrat und in bezug auf den Verbal-IQ erst über 50 ein gleichartiger Trend statistisch nachweisbar war.

Tab. 24: Zusammenhang zwischen affektiver Modulationsfähigkeit und IQ der Nachuntersuchung sowie Intelligenzänderung

Affektive Modulationsfähigkeit	*n*	Intelligenzgrad			Intelligenzänderung		
		bis 39	40–49	ab 50	–	=	+
gut	38	12	12	14	4	5	29
schlecht	25	18	4	3	9	5	11
Summe:	63	30	16	17	13	10	40

IQ-H: Signifikanz 1% $C_{korr} = 0{,}51$
IÄ: Signifikanz 1% $C_{korr} = 0{,}45$

5.3.2.5. Sprache

Die Beurteilung der Sprachentwicklung bzw. des Sprechvermögens erfolgte auf der Grundlage einer Rangreihe, die nach phänomenologischen Kriterien (Menge sprachlicher Äußerungen und phonematische Prägnanz bis hin zur grammatikalischen Klarheit) in folgenden 6 Stufen gebildet wurde:

- unauffällig
- Agrammatismus
- Stammeln, Dysarthrie
- vereinzelte Wörter (gutes Sprachverständnis)
- vereinzelte Bedeutungslaute (schlechtes Sprachverständnis)
- Alalie, Mutismus, Taubstummheit.

Die Beurteilung des Sprachverständnisses erfolgte mittels Papiertest zur Aphasieprüfung von *Pierre Marie*, wie er von *Orgass* und *Poeck* (1969) beschrieben worden ist. Ein Vergleich der sprachlichen Entwicklung unserer Probanden zu beiden Untersuchungszeitpunkten ergab danach (unter Ausschluß der Probanden mit unauffälliger Sprache) die meisten Verbesserungen unter den Alalikern mit etwa 70% und die wenigsten unter jenen Probanden, die zur Zeit der Voruntersuchung vereinzelte Wörter sprachen und ein gutes Sprachverständnis hatten. Unter Vernachlässigung der Art der Sprachstörung konnte festgestellt werden, daß von 10 Probanden, die bei der Voruntersuchung keine Sprachstörungen hatten, 8 auch im Erwachsenenalter unauffällig waren. Von insgesamt 53 Probanden mit verschiedenen sprachlichen Störungen hatten trotz der (an dieser Stelle nur angedeuteten) Veränderungen immerhin noch 46 eine gestörte Sprache, und nur 7 waren inzwischen unauffällig geworden. Dieser Zusammenhang ist auf dem 1%-Niveau signifikant und bei einem Kontingenzkoeffizienten von $C_{korr} = 0{,}71$ recht ausgeprägt.

Zwischen sprachlichem Entwicklungsstand und Intelligenzleistung bzw. deren Änderung zeigten sich zu beiden Untersuchungszeitpunkten sehr signifikante Zusammenhänge, die allerdings zur Zeit der Voruntersuchung weniger ausgeprägt als zur Zeit der Nachuntersuchung waren, so daß das Bild einer *ausreifenden Klärung* mit zunehmender Adäquatheit von Sprach- und Intelligenzleistungen entstand. Betrachtet man die Tabelle 25, so fällt dieses Ergebnis als Zusammenhang von Intelligenzgrad und Sprachstörung auf. In bezug auf die Intelligenzänderung sind es die Gruppen „vereinzelte Wörter" und „Stammeln, Dysarthrie", die fast ausschließlich eine positive Intelligenzentwicklung genommen haben.

Tab. 25: Zusammenhang zwischen Sprache und Intelligenzgrad zur Zeit der Nachuntersuchung bzw. Intelligenzänderung

Nachuntersuchung Sprachstörung	*n*	Intelligenzgrad			Intelligenzänderung		
		bis 39	40–49	ab 50	–	=	+
unauffällig	15	1	8	6	1	–	14
Agrammatismus	8	3	4	1	2	3	3
Stammeln, Dysarthrie	9	1	4	4	–	1	8
vereinzelte Wörter	8	4	4	–	1	–	7
vereinzelte Bedeutungslaute	17	17	–	–	7	6	4
Alalie	3	3	–	–	1	–	2
Taubstumm	3	3	–	–	1	–	2
Summe:	63	32	20	11	13	10	40

IQ: Signifikanz 0,1% $C_{korr} = 0{,}81$
IÄ: Signifikanz 0,1% $C_{korr} = 0{,}78$

5.3.3. Somatische Untersuchungsbefunde

Von 63 Probanden sind 29 weiblich und 34 männlich. Es besteht ein sehr signifikanter Geschlechtsunterschied ($C_{korr} = 0{,}64$) in den Konstitutionstypen: Weibliche Probanden sind häufiger pyknisch oder gemischt, männliche häufiger asthenisch oder athletisch. Weibliche Probanden hatten außerdem mit minus 8,8 cm durchschnittlich ein größeres Defizit in der Körperhöhe als männliche mit minus 7,7 cm gegenüber der Normalbevölkerung. In bezug auf das Körpergewicht war dagegen das Defizit bei den Männern mit durchschnittlich minus 13,3 kg größer als bei den Frauen mit minus 4,9 kg gegenüber der Normalbevölkerung. Im Intelligenzgrad und in der Intelligenzentwicklung unterschieden sich die Geschlechter im jüngeren Erwachsenenalter dagegen nicht bedeutsam. Insgesamt war für die Stichprobe eine signifikant zunehmende körperliche Fehlentwicklung nachweisbar ($C_{korr} = 0{,}42$), so daß bei der Nachuntersuchung 45 Probanden als retardiert bzw. dysplastisch eingeschätzt worden waren und nur 18 einen altersgerechten körperlichen Gesamteindruck machten. Zur Zeit der Voruntersuchung galten noch 35 als unauffällig.

Tab. 26: Zusammenhang zwischen dem körperlichen Gesamteindruck und dem IQ zur Zeit der Nachuntersuchung sowie der Intelligenzänderung

Körperlicher Gesamteindruck	*n*	Intelligenzgrad			Intelligenzänderung		
		bis 39	40–49	ab 50	–	=	+
altersgerecht	18	8	5	5	1	1	16
nicht altersgerecht	45	24	15	6	12	9	24
Summe:	63	32	20	11	13	10	40

IQ: N. s.
IÄ: Signifikanz 1% $C_{korr} = 0{,}45$

Aus Tabelle 26 ist der Zusammenhang der körperlichen Gesamtentwicklung mit der Intelligenzänderung ersichtlich. Der Zusammenhang mit dem Intelligenzgrad ist ebenfalls angedeutet, aber doch nicht signifikant. Das Gleiche trifft für den Zusammenhang mit dem Körpergewicht zu, während die Körperhöhe gar nicht, also auch nicht mit der Intelligenzänderung korreliert.

Schließlich sei erwähnt, daß die Menarche bei unseren 29 Probandinnen mit durchschnittlich zweijähriger Verspätung gegenüber der Normalbevölkerung auftrat, ein Zusammenhang mit dem IQ oder der Intelligenzänderung sich statistisch aber nicht sichern ließ.

Betrachtet man die körperlichen Auffälligkeiten etwas differenzierter, so lassen sich diese in Anomalien des Schädels, der Sinnesorgane, der Extremitäten und des Stammes unterteilen. Signifikante Unterschiede zwischen Vor- und Nachuntersuchung lassen sich aber trotz der festgestellten körperlichen Fehlentwicklung in diesen Bereichen einzeln nicht feststellen. Trotzdem gibt es in bezug auf den Intelligenzgrad unterschiedliche Zusammenhänge zur Zeit der Vor- und Nachuntersuchung. Im Kindesalter korrelierten nur die Schädelanomalien signifikant mit dem IQ, im Erwachsenenalter auch die Anomalien der Sinnesorgane, der Extremitäten und des Stammes. Insgesamt kann man sagen, daß bereits im Kindesalter Probanden mit einem niedrigeren IQ signifikant mehr und häufiger körperliche Anomalien haben als Probanden mit einem höheren IQ. Dieser Zusammenhang ist im Erwachsenenalter sehr signifikant, und der Kontingenzkoeffizient C_{korr} steigt von 0,48 auf 0,54. Betrachtet man die Zusammenhänge mit der Intelligenzänderung, dann ist der Unterschied zwischen Vor- und Nachuntersuchung noch deutlicher. Anomalien aus der Zeit des Kindesalters korrelieren in keinem Bereich und auch nicht insgesamt mit der späteren Intelligenzänderung. Im Erwachsenenalter haben dann aber Probanden mit einer schlechteren Intelligenzänderung sehr signifikant mehr Schädelanomalien und signifikant mehr Extremitätenanomalien als solche mit einer besseren Intelligenzänderung ($C_{korr} = 0{,}72$ bzw. 0,41).

Man kann also zusammenfassend sagen, daß sich im Zusammenhang mit einer ungünstigen Intelligenzentwicklung auch eine körperliche Fehlentwicklung zunehmend nachweisen läßt, während bei einer günstigeren Intelligenzentwicklung auch eine unauffälligere Körperentwicklung besteht.

Da der körperliche Gesamteindruck sich im Untersuchungsintervall verschlechterte, die Anomalien im wesentlichen aber unverändert blieben, kann man unter Beachtung der Zusammenhänge mit dem Intelligenzgrad und der Intelligenzänderung außerdem folgendes sagen: Die Intelligenzentwicklung kommt zunehmend in Übereinstimmung mit dem Anomalieindex – je häufiger körperliche Anomalien vorhanden sind, um so schlechter ist die Intelligenzentwicklung. Die körperliche Gesamtentwicklung aber ist davon zu unterscheiden. Retardierungs- und Dysplasiezeichen bilden sich gemeinsam mit einer schlechteren oder besseren Intelligenzänderung erst mehr oder weniger heraus.

Die neurologischen Untersuchungsbefunde der Vor- und Nachuntersuchung unterscheiden sich ebenfalls signifikant in ihrer Häufigkeit. Unauffällig in beiden Untersuchungen waren 28 Probanden, und 13 hatten jeweils pathologische Befunde. Bei 17 Probanden fanden sich erst im Erwachsenenalter pathologische neurologische Befunde. In 5 Fällen waren frühere Befunde nicht mehr nachweisbar. Wir bezeichneten als „unauffällig" alle Probanden, die keine Paresen, keine deutlichen und mit Reflexdifferenzen einhergehenden, einseitigen Kraftminderungen und keine eindeutigen extrapyramidalen Koordinationsstörungen, einzeln oder in Kombination mit Kleinhirnstörungen, hatten. Isolierte Kleinhirnstörungen sind nicht gefunden worden. Eine Prüfung der Sensibilität und anderer neurologischer Funktionen erfolgte nur in Ausnahmefällen und erwies sich in der Regel als zu unzuverlässig, so daß wir von einer Auswertung absehen mußten.

Während nun zwischen neurologischen Auffälligkeiten zur Zeit der Voruntersuchung und Intelligenzgrad bzw. späterer Intelligenzentwicklung keine statistischen Zusammenhänge nachweisbar waren, zeigt die Tabelle 27, daß solche im

Tab. 27: Zusammenhang zwischen neurologischem Befund und Intelligenzgrad bzw. -änderung zur Zeit der Nachuntersuchung

Befund	n	Intelligenzgrad			Intelligenzänderung		
		bis 39	40–49	ab 50	–	=	+
unauffällig	33	14	12	7	2	4	27
pathologisch	30	18	8	4	11	6	13
Summe:	63	32	20	11	13	10	40

IQ: N. s.
IÄ: Signifikanz 1% $C_{korr} = 0{,}57$

Erwachsenenalter mit der Intelligenzänderung bestehen und sehr signifikant sind. Der IQ korreliert weiterhin nicht mit dem neurologischen Befund. Somit kann man sagen, daß sich die Probanden mit pathologischem neurologischem Befund weitgehend unabhängig vom Intelligenzgrad zu beiden Untersuchungszeitpunkten über die Stichprobe verteilen, sich im Erwachsenenalter dann aber doch in jener Gruppe häufen, die sich in der Intelligenz nicht verbessern konnte.

Betrachten wir zum Abschluß die motorische Entwicklung unserer Probanden, dann ist zunächst auf der Basis einer klinischen Einschätzung eine sehr signifikante Verschlechterung zwischen Vor- und Nachuntersuchung festzustellen, die allerdings wegen der Subjektivität dieser Einschätzungen undiskutiert bleiben soll. Ein Vergleich zur Zeit der Nachuntersuchung zwischen feinmotorischem und Intelligenzquotienten sowie zwischen MQ und Intelligenzänderung zeigt sehr signifikante und sehr enge Zusammenhänge, wie Tabelle 28 ausweist. Motorische und Intelligenentwicklung stehen also statistisch in einem engen wechselseitigen Zusammenhang, wie dies auch nicht anders zu erwarten war.

Tab. 28: Zusammenhang zwischen MQ (Finger-Dexterity-Test) und Intelligenzgrad bzw. -änderung zur Zeit der Nachuntersuchung

MQ	n	Intelligenzgrad			Intelligenzänderung		
		bis 39	40–49	ab 50	–	=	+
nicht geprüft	22	20	2	-	10	5	7
bis 49	25	8	15	2	2	4	19
ab 50	16	4	3	9	1	1	14
Summe:	63	32	20	11	13	10	40

IQ: Signifikanz 1% $C_{korr} = 0{,}72$
IÄ: Signifikanz 1% $C_{korr} = 0{,}62$

5.3.4. Sonstige gesundheitliche Entwicklung

46 von 63 Probanden hatten sehr wahrscheinliche anamnestische Hinweise auf eine frühkindliche Hirnschädigung, die in 27 Fällen prä- oder perinatal und in 19 Fällen postnatal eintraten. Sowohl bei den Probanden einschlägiger Anamnese als auch bei jenen ohne anamnestische Hinweise waren aber eindeutige klinische und paraklinische Hirnschädigungszeichen nachgewiesen worden. Ein Zusammenhang zwischen diesen anamnestischen Hirnschadenzeichen und dem Intelligenzgrad zur Zeit der Voruntersuchung war nicht nachweisbar. Allerdings besteht in der Tendenz ein solcher mit der Intelligenzänderung. Das wird durch den signifikanten ($C_{korr} = 0{,}38$) Zusammenhang zwischen Geburtsanomalien und Intelligenzgrad im Erwachsenenalter unter-

strichen. Denn während von 23 Probanden mit vorhandenen Anomalien 16 einen IQ unter 40 und nur 7 einen IQ darüber hatten, lagen von den übrigen 16 mit dem IQ unter 40 und 24 darüber.

Zwischen peri- und postnatalen Schädigungen und Intelligenzänderung bestand dagegen kein statistischer Zusammenhang, so daß pränatal geschädigte Probanden offensichtlich eine schlechtere spätere Intelligenzentwicklung nahmen als später Geschädigte.

Die Ergebnisse zeigen überhaupt, daß Erkrankungen im oder nach dem 1. Lebensjahr zwar häufig auftraten und oft mit zerebraler Beteiligung verliefen, trotzdem aber mit unterschiedlichen Intelligenzgraden oder Intelligenzentwicklungen nicht signifikant korrelieren.

Ausnahmen machen hierin nur die Krampfanfälle, Verhaltensauffälligkeiten (soweit sie kontaktbehindernd sind) und sedierende Medikationen in mittlerer bis hoher Dosierung. So konnten sich von 20 Anfallspatienten zum Nachuntersuchungszeitpunkt nur 8 im Intelligenzgrad verbessern, während sich von 43 anfallsfreien Probanden 32 verbesserten. Der Kontingenzkoeffizient $C_{\text{korr}} = 0{,}52$ beweist eine mittelgradige Ausprägung dieses sehr signifikanten Zusammenhanges. Zeitpunkt der Anfallsmanifestation oder Anfallstyp scheinen dagegen nicht bedeutsam zu sein. Allerdings ist die Stichprobe von 20 Anfallspatienten für verbindliche Aussagen zu klein.

Kontaktbehindernde Verhaltensauffälligkeiten konnten anamnestisch bei 31 Probanden erhoben werden. Davon hatten 11 ihren Intelligenzgrad bis zum Erwachsenenalter verbessert. Von 32 Probanden ohne solche Auffälligkeiten verbesserten sich aber 29! Dieser ebenfalls sehr signifikante Zusammenhang ist mit $C_{\text{korr}} = 0{,}69$ noch enger als in bezug auf die Krampfanfälle.
Ein ähnlich enger und sehr signifikanter Zusammenhang ($C_{\text{korr}} = 0{,}62$) besteht zwischen Intelligenzänderung und medikamentöser kontaktbehindernder Behandlung: Von 11 Probanden mit schwach sedierender oder nicht sedierender (z. B. internistischer) Medikation verbesserten sich 9 in der Intelligenz. Von 24 Probanden mit stärker sedierender oder antikonvulsiver Medikation verbesserten sich dagegen nur 7 (davon 6 Anfallspatienten), und 17 verbesserten sich nicht (davon 9 Anfallspatienten). Von 28 Probanden ohne jegliche Medikation verbesserten sich 24 in der Intelligenz.

Man muß also zusammenfassend feststellen, daß unter den gesundheitlichen Voraussetzungen besonders kontakteinschränkende Bedingungen die Intelligenzentwicklung behindern.

5.3.5. Frühkindliche Entwicklung

Der Tabelle 29 sind die Angaben zur frühkindlichen Entwicklung sowie die entsprechenden Fähigkeiten zu beiden Untersuchungszeitpunkten zu entnehmen. Die Probanden erlernten also durchschnittlich mit 2 Jahren und 5 Monaten gehen, mit 3; 5 Jahren sprechen und waren nach 3; 7 Jahren „sauber“, soweit diese Fähigkeiten nicht überhaupt ausgeblieben waren. Ein statistischer Zusammenhang mit der Intelligenzänderung ließ sich in keinem dieser Bereiche direkt nachweisen, obwohl ein solcher im Erwachsenenalter mit dem Intelligenzgrad bestand. Probanden mit einem IQ über 40 lernten sehr signifikant ($C_{\text{korr}} = 0{,}62$) früher sprechen, signifikant ($C_{\text{korr}} = 0{,}45$) früher laufen und waren auch signifikant ($C_{\text{korr}} = 0{,}38$) früher „sauber“.

Tab. 29: Frühkindliche Entwicklung
I = Voruntersuchung, II = Nachuntersuchung

Frühkindliche Entwicklung	Gehen		Sprechen		Sauberkeit	
Untersuchung	I	II	I	II	I	II
Probandenzahl	63	63	63	63	63	63
keine Angaben	6	–	5	–	4	–
keine Fähigkeit	4	6	16	23	11	11
teilweise Fähigkeit	–	–	15	8	19	10
Fähigkeit vorhanden	53	57	27	32	29	42
erlernt bis zum 18. LM		10		–		1
erlernt bis zum 24. LM		9		3		3
erlernt bis zum 36. LM		24		9		9
später erlernt		14		20		33
durchschnittlich erlernt bis zum (LM)		30.		42.		nach 44.

5.3.6. Soziale Entwicklung

5.3.6.1. Allgemeine Einschätzung

Eine Einschätzung des sozialen Entwicklungsstandes erfolgte mittels Auszählung verschiedener Kriterien, die hier auf drei wesentliche Aussagen beschränkt werden:

1. Von unseren 63 Probanden ist lediglich einer straffällig geworden. Er wurde zum Diebstahl angestiftet.
2. Partnerschaften ohne sexuelle Beziehungen

sowie angepaßtes Gruppenverhalten, z. B. bei sportlichen oder Tischspielen, konnten lediglich bei 6 Probanden festgestellt werden.

3. Sexuelle Beziehungen konnten in 5 Fällen (4 weiblich, 1 männlich) nachgewiesen werden, bestanden ausnahmslos mit deutlich älteren Partnern und hatten in keinem Falle den Charakter einer sexuellen Umtriebigkeit.

5.3.6.2. Vineland Social Maturity Scale (VSMS)

Die VSMS nach *Doll* (1953) hat als Fremdbeurteilungsskala eine nachgewiesene Differenzierungsfähigkeit des sozialen Entwicklungsstandes vom Säuglings- bis zum jüngeren Erwachsenenalter und wurde von uns mit einem etwas „härteren" Auswertungsmodus verwendet, als er vom Autor angegeben worden ist. Nach dieser Skala hatten unsere Probanden zur Zeit der Nachuntersuchung einen mittleren sozialen Quotienten von 23,23 (s = 15,82). Lebensalter und Geschlecht der Probanden standen damit in keinem bedeutsamen Zusammenhang. Signifikante Unterschiede gab es aber zwischen den Beurteilergruppen. Das Pflegepersonal der hospitalisierten Probanden schätzte den sozialen Entwicklungsstand niedriger ein als andere Beurteilergruppen. Da einige hospitalisierte Probanden sowohl von den Eltern als auch vom Pflegepersonal beurteilt worden sind, können wir sagen, daß der nachgewiesene Unterschied nur unbedeutend durch systematische Beurteilungsfehler verzerrt worden ist und die hospitalisierten Probanden tatsächlich ein niedrigeres soziales Entwicklungsniveau hatten als die übrigen. Vergleicht man die soziale Entwicklung mit dem Intelligenzgrad, dann wird ein hochsignifikanter statistischer Zusammenhang mit der VSMS, dem HAWIE, Mannzeichnungstest sowie der Feinmotorik (*O'Connor*) deutlich (Tab. 30).

Tab. 30: Vergleich zwischen VSMS und Mannzeichnungstest, feinmotorischem Test (*O'Connor*) und HAWIE

Soz. Alter (SA)		Vineland Social Maturity Scale				
		bis 2,9	3,0 bis 6,9	ab 7,0	Signifikanz	C_{korr}
Häufigkeit	63	20	23	20	%	
MZT					0,1	0,73
nicht gez.	15	8	3	4		
IA bis 3,9	14	9	5	–		
IA 4,0–6,9	21	3	12	6		
IA ab 7,0	13	–	3	10		
O'Connor					0,1	0,85
ohne Test	22	17	4	1		
MQ bis 49	25	2	16	7		
MQ ab 50	16	1	3	12		
HAWIE					0,1	0,85
IQ bis 39	32	19	8	5		
IQ 40–49	20	1	14	5		
IQ ab 50	11	–	1	10		

5.3.6.3. Anamneseskala (AS)

Die vom Autor selbst zusammengestellte Anamnese-Skala umfaßt 48 Fragen über den Probanden und seine Familiengeschichte, die, gemessen an der Beantwortung durch die Erziehungspersonen, Aufschluß geben sollen, in welchem Maße Imbezille gültige Angaben über sich in der Sprechstunde machen können und inwieweit sie zu einem Standpunkt bzw. selbstbewußten Auftreten fähig sind.

Die Ergebnisse im Vergleich zu den anderen gemessenen Fähigkeiten der Probanden sind in der Tabelle 31 dargestellt und zeigen eine hohe

Tab. 31: Vergleich zwischen Anamneseskala (AS) und Mannzeichnungstest, *O'Connor*, VSMS und HAWIE

		Anamneseskala (Punkte)				
		0	1 bis 48	49 bis 120	Signifikanz	C_{korr}
	63	27	16	20	%	
MZT					0,1	0,77
nicht gez.	15	11	–	4		
IA bis 3,9	14	11	2	1		
IA 4,0–6,9	21	4	11	6		
IA ab 7,0	13	1	3	9		
O'Connor					0,1	0,77
ohne Test	22	20	1	1		
MQ bis 49	25	6	11	8		
MQ ab 50	16	1	4	11		
VSMS					0,1	0,74
SA bis 2,9	20	18	2	–		
SA 3,0–6,9	23	5	10	8		
SA ab 7,0	20	4	4	12		
HAWIE					0,1	0,79
IA bis 39	32	27	5	–		
IQ 40–49	20	–	11	9		
IQ ab 50	11	–	–	11		

Übereinstimmung mit diesen. Im Gruppendurchschnitt erreichten die Probanden allerdings (soweit sie sprechfähig waren) nur eine durchschnittliche Punktzahl von 2,25 pro Frage (bei 5 möglichen), was „unzureichend" bedeutet. Nur wenige Probanden im oberen Intelligenzbereich waren bei einigen Fragen vollständig auskunftsfähig und vertraten ansatzweise einen Standpunkt.

5.3.6.4. Soziale Selbständigkeit

Die Möglichkeiten der Probanden, ihren Tagesablauf selbständig und eigenverantwortlich zu gestalten, wurden in 4 Stufen eingeschätzt:

1. Volle Pflegebedürftigkeit
2. Teilweise Pflegebedürftigkeit
3. Ständige Aufsicht
4. Teilweise Aufsicht

(Eine genauere Definition dieser Stufen ist bei *Wruck* 1983 zu finden.)

Der Tabelle 32 ist zu entnehmen, daß ein sehr signifikanter Zusammenhang zwischen sozialer Selbständigkeit und Intelligenzgrad besteht, der allerdings einseitig ist: Probanden mit einem niedrigen IQ können eine hohe soziale Selbständigkeit erreichen; Probanden mit einer geringen sozialen Selbständigkeit haben aber grundsätzlich einen sehr niedrigen IQ.

5.3.6.5. Zusammenhang zwischen sozialer Entwicklung und Intelligenzänderung

Betrachten wir nun den sozialen Entwicklungsstand laut VSMS, die Auskunftsfähigkeit zur eigenen Person laut AS und die soziale Selbständigkeit des Probanden im Zusammenhang

Tab. 32: Zusammenhang zwischen sozialer Selbständigkeit und Intelligenzgrad

	n	Soziale Selbständigkeit				Signifikanz %	C_{korr}
		volle Pflegebedürftigkeit	teilweise Pflegebedürftigkeit	volle Aufsicht	teilweise Aufsicht		
	63	13	25	9	16		
HAWIE-G						0,1	0,70
IQ bis 39	32	13	14	2	3		
IQ 40–49	20	–	11	5	4		
IQ ab 50	11	–	–	2	9		

Tab. 33: Zusammenhang zwischen sozialer Entwicklung und Intelligenzänderung

	n	Intelligenzänderung			Signifikanz		C_{korr}
		–	=	+	U-Test	χ^2-Test	
Probanden	63	13	10	40			
VSMS (SQ-$\bar{x}$)		3,6	12,2	31,1	0,1%		
SA bis 2,9	20	10	6	4			
SA 3,0–6,9	23	3	4	16		0,1%	0,76
SA ab 7,0	20	–	–	20			
AS (Punkte $\bar{x}$)		8,3	14,4	42,3	0,1%		
keine Angaben	27	10	6	11			
1–48 Punkte	16	2	4	10		1%	0,55
49–120 Punkte	20	1	–	19			
soziale Selbständigkeit							
volle Pflegebedürftigkeit	13	9	1	3			
teilweise Pflegebedürftigkeit	25	3	8	14		0,1%	0,68
ständige Aufsicht	9	–	1	8			
teilweise Aufsicht	16	1	–	15			

mit der Intelligenzentwicklung, so sind die Zusammenhänge, wie Tabelle 33 zeigt, sehr signifikant bis hoch signifikant. Die sozialen Fähigkeiten entwickeln sich im engen Wechselverhältnis mit den Intelligenzleistungen, wenn die leichten statistischen Einseitigkeiten in den Zusammenhängen auch auf einen gewissen „Vorlauf“ sozialer (wie motorischer und zeichnerischer) Teilleistungen hinweisen.

5.3.7. Soziale Verhältnisse

Die sozialen Verhältnisse, in denen die Probanden lebten, sollen durch Herkunftsfamilie, Wohnverhältnisse bzw. Hospitalisation und Geschwisterschaft kurz skizziert werden. Die Mütter waren in 23 Fällen Hausfrauen, was vor allem mit dem hohen Pflegeaufwand für einen Teil der Probanden zusammenhängt, von den übrigen 40 hatten lediglich 12 einen erlernten Beruf. Zusammenhänge mit dem Erziehungsmilieu waren aber nicht nachweisbar. Dieses stand lediglich mit dem Beruf des Vaters in signifikantem Zusammenhang ($C_{korr} = 0,38$), indem dies zur Zeit der Nachuntersuchung bei 12 ungelernten Arbeitern als deutlich schlechter eingeschätzt worden war als bei 15 Facharbeitern, 14 Landwirten und 22 sonstigen Berufen. Die sonstigen familiären Verhältnisse im Vergleich mit den Wohnverhältnissen zeigt die Tabelle 34: Die Anzahl der hospitalisierten Probanden hat sich von 6 auf 23 sehr signifikant erhöht. Von den zunächst bei ihren leiblichen Eltern lebenden 47 sind 17, von den 10 aus unvollständigen bzw. Stiefelternfamilien stammenden lediglich 2 hospitalisiert worden. Die Geschwisterschaft entspricht mit durchschnittlich 3 Geschwisterkindern dem übrigen kinderneuropsychiatrischen Krankengut und ist in bezug auf die Stellung in der Geschwisterreihe ohne Besonderheiten. Die Anzahl der Oligophrenien nimmt aber mit steigender Geschwisterzahl sehr signifikant zu ($C_{korr} = 0,58$). Eine ähnliche Tendenz zeigt die Belastung der Familien mit Tot- und Frühgeburten sowie mit inzwischen verstorbenen Geschwistern.

Tab. 34: Vergleich zwischen den familiären Verhältnissen zur Zeit der Voruntersuchung und den Wohnverhältnissen zur Zeit der Nachuntersuchung

	Voruntersuchung	Nachuntersuchung		
Familiäre Verhältnisse	Probandenzahl	Wohnverhältnisse		Heim
		gut	schlecht	
Vater u. Mutter	47	24	6	17
unvollständige Familie	5	2	1	2
1 oder 2 Stiefeltern	5	4	1	–
Heim	6	2	–	4
Summe:	63	32	8	23

Signifikanz 1% $C_{korr} = 0,38$

Zwischen allen aufgeführten Angaben zu den sozialen Verhältnissen und der Intelligenzänderung oder dem Intelligenzgrad zu beiden Untersuchungszeitpunkten ließ sich kein statistischer Zusammenhang auffinden. Eine Ausnahme bildet die verbale Intelligenz, deren Werte sich sehr signifikant ($C_{korr} = 0,53$) bei hospitalisierten und nicht hospitalisierten Probanden zur Zeit der Nachuntersuchung unterscheiden: Von 44 Probanden mit einem IQ-V unter 50 sind je 22 zu Hause bzw. im Heim aufgewachsen. Von 19 Probanden mit einem IQ-V über 50 lebten dagegen 18 zu Hause und nur einer im Heim. Man kann also feststellen, daß die aufgeführten sozialen Verhältnisse zwar von der Normalbevölkerung abweichen, innerhalb der Stichprobe aber ohne wesentlichen Einfluß auf Unterschiede in der Intelligenzentwicklung bleiben.

5.3.8. Beschulung und Förderung

5.3.8.1. Beschulungsverlauf

Von unseren 63 Probanden sind bis zum Erwachsenenalter 37 nicht oder nur versuchsweise beschult worden. Eine mehrjährige Beschulung hatten 26. Die Tabelle 35 zeigt den Vergleich des Beschulungsverlaufes mit dem Intelligenzgrad zu beiden Untersuchungszeitpunkten und weist sehr signifikante Zusammenhänge aus. Erwartungsgemäß haben Probanden mit einem höheren Intelligenzgrad häufiger eine mehrjährige Beschulung erfahren. Vergleichen wir nun aber die direkt bestimmte Intelligenzänderung mit dem Beschulungsverlauf, dann deutet sich lediglich ein statistischer Trend an, der nicht einmal ein Signifikanzniveau von 10% erreicht: Von 40 Probanden mit nachgewiesener Intelligenzverbesserung sind 20 nicht oder versuchsweise und 20 mehrjährig beschult worden. Von den übrigen 23 Probanden ohne nachweisbare Intelligenzverbesserung sind 17 nicht oder versuchsweise und 6 mehrjährig beschult worden.

Tab. 35: Zusammenhang zwischen Intelligenzgrad zur Zeit der Vor- und Nachuntersuchung und dem Beschulungsverlauf

Untersuchung	IQ	keine Beschulung	kurze Beschulung	untere HS-Klasse	mindestens 6. HS-Klasse	Summe
		27	10	16	10	63
I	bis 34	27	7	1	–	35
	ab 35	–	3	15	10	28
II	bis 39	21	5	5	1	32
	40–49	6	5	8	1	20
	ab 50	–	–	3	8	11

Signifikanz 1% $C_{korr} = 0{,}78$

5.3.8.2. Beschulungsergebnisse

Die Fähigkeiten der Probanden im Lesen, Schreiben, Zählen und Rechnen wurden zunächst einzeln erfragt und überprüft und danach in den folgenden Gruppen zusammengefaßt:

1. Keine Fähigkeiten im Lesen, Schreiben, Zählen und Rechnen
2. Nur Kritzeln
3. Schreibt einzelne Symbole oder Figuren, die offensichtlich keine spezielle Bedeutung haben
4. Nennt, schreibt und liest einzelne Zahlen und Buchstaben
5. Kennt die Zahlen bis 9 recht sicher und schreibt bzw. liest den eigenen Namen in Druckschrift
6. Kann außerdem einfachen Text abschreiben und im Zahlenraum bis 5 addieren
7. Kann außerdem wenige Wörter ohne Vorlage schreiben und im Zahlenraum bis 10 addieren
8. Kann außerdem leichte, fremde Texte lesen und sehr einfache Subtraktionen ausführen
9. Kann für den praktischen Gebrauch lesen und schreiben sowie alle 4 Grundrechenarten in einfachen Aufgaben anwenden.

Tab. 36: Zusammenhang zwischen den Beschulungsergebnissen (Gruppeneinteilung nach Abschnitt 3.9.2.) und der Intelligenzänderung

Beschulungsergebnisse		Intelligenzänderung		
Gruppe	n	verschlechtert	gleich	verbessert
1	13	8	2	3
2–3	19	4	4	11
4–6	19	1	4	14
7–9	12	–	–	12
Summe:	63	13	10	40

Signifikanz 1% $C_{korr} = 0{,}54$

Vergleichen wir diese Beschulungsergebnisse nun mit der Intelligenzänderung (siehe Tab. 36), dann wird im Gegensatz zum Beschulungsverlauf ein sehr signifikanter statistischer Zusammenhang sichtbar. Die Intelligenzänderung steht also mit den erlernten Fähigkeiten in einem engeren Zusammenhang als mit dem Beschulungszeitraum (bzw. dem Klassenabschluß), in dem diese Ergebnisse erreicht worden sind.

5.3.8.3. Praktische Tätigkeiten

24 Probanden übten keinerlei praktische Tätigkeiten aus. 21 machten Haus- und Hofarbeiten, 7 Garten- und Feldarbeiten, 6 Handwerkshilfsarbeiten und 5 Transport- oder Reinigungsarbeiten.

Das Niveau insbesondere in bezug auf die Selbständigkeit war innerhalb dieser Bereiche allerdings sehr unterschiedlich und führte zu der in Tabelle 37 dargestellten Klassifikation. Keinerlei selbständige Tätigkeit hatten neben den oben aufgeführten 24 Probanden also auch solche, die nur bei ununterbrochener Führung zur Tätigkeit angehalten werden konnten, während eine Tätigkeit unter Anleitung doch ein gewisses Maß an Selbständigkeit erfordert. Es ist nun der Tabelle zu entnehmen, daß das Niveau der Tätigkeit sowohl mit dem erreichten Intelligenzgrad als auch mit der Intelligenzänderung sehr signifikant im Zusammenhang steht. Allerdings ist dieser Zusammenhang nur mittelgradig, wie man dem Kontingenzkoeffizienten entnehmen kann und wird deutlich enger, wenn man sich auf die

Tab. 37: Zusammenhang zwischen dem Niveau der Tätigkeit sowie dem Intelligenzgrad zur Zeit der Nachuntersuchung bzw. der Intelligenzänderung gegenüber der Voruntersuchung

Tätigkeit	Summe	Intelligenzgrad			Intelligenzänderung		
		bis 39	40–49	ab 50	verschlechtert	gleich	verbessert
keinerlei	31	21	9	1	12	7	12
unter Anleitung	9	4	3	2	1	2	6
Hilfsarbeiter	12	4	7	1	–	1	11
Anlerntätigkeit	11	3	1	7	–	–	11
Summe:	63	32	20	11	13	10	40

IQ: Signifikanz 1% $C_{\text{korr}} = 0{,}50$
IÄ: Signifikanz 1% $C_{\text{korr}} = 0{,}59$

Tab. 38: Zusammenhang zwischen Freizeitbeschäftigung, Intelligenzgrad und Intelligenzänderung

Freizeit-beschäftigung	Summe	Intelligenzgrad			Intelligenzänderung		
		bis 39	40–49	ab 50	verschlechtert	gleich	verbessert
keine	14	13	1	–	10	2	2
passive	36	15	18	3	3	6	27
aktive	13	4	1	8	–	2	11
Summe:	63	32	20	11	13	10	40

IQ: Signifikanz 1% $C_{\text{korr}} = 0{,}59$
IÄ: Signifikanz 1% $C_{\text{korr}} = 0{,}70$

Klassen „Tätigkeit vorhanden" bzw. „Tätigkeit nicht vorhanden" beschränkt. Dieser Zusammenhang zwischen einer über Jahre hinweg zumindest sporadischen, meist aber regelmäßigen Tätigkeit und einer Intelligenzverbesserung ist mit $C_{\text{korr}} = 0{,}75$ recht deutlich und scheint dem Kontingenzkoeffizienten entsprechend enger zu sein als in bezug auf das Niveau der Tätigkeit oder auch in bezug auf die Beschulungsdauer und -ergebnisse. Diese Feststellung wird unterstrichen, wenn wir dem Zusammenhang zwischen Freizeitbeschäftigung und Intelligenzänderung nachgehen, wie er in Tabelle 38 dargestellt worden ist. Erwartungsgemäß besteht ein Zusammenhang mit dem IQ, deutlicher aber ist dieser mit der Intelligenzänderung. Diese verbessert sich häufiger bei aktiver Freizeitbeschäftigung als bei passiver oder gar fehlender.

5.4. Diskussion

5.4.1. Zur Intelligenzentwicklung

Wir konnten in unserer Untersuchung auf verschiedenen Wegen einen bedeutsamen mittleren IQ-Anstieg vom Kindes- bis zum Erwachsenenalter feststellen, was mit den Ergebnissen anderer Autoren (*Kuhlmann*, 1921; *Schmidt*, 1946; *Sloan* und *Harman*, 1947; *Tizard*, 1966; *Wald*, 1983) übereinstimmt und der Meinung von *Klapper* und *Birch* (1967) widerspricht, die glaubten, daß man bei einem IQ unter 50 Intelligenzänderungen negieren könnte. Solche Befunde, ebenso wie mangelnde Übereinstimmungen zwischen verschiedenen Studien, sind offensichtlich methodisch bedingt, weil die IQ-Änderungen – wie wir sahen – im Einzelfall sehr unterschiedlich sind und Ausleseeffekte häufig nicht vermieden werden können.

Das Ausgangsniveau ist innerhalb des Bereiches der mittelgradigen geistigen Retardierung nicht entscheidend für die Qualität der Intelligenzänderung, wichtiger sind Art und Dauer von Bedingungen, die auf den Retardierten einwirken. Über die an dieser Stelle ausgewählten Befunde hinaus zeigte die Gesamtuntersuchung (*Wruck* 1983) aber, daß der Intelligenzgrad von Probanden in diesem Retardierungsbereich durch die Leistungen in den Handlungstests bestimmt wird, weil hier das dem Probanden mögliche Niveau seiner heuristischen Strategie (*Klix* 1980) die Grenze setzt.

Prognostische Einschätzungen der Intelligenzentwicklung Imbeziller werden in der Literatur vom Ausmaß der Hirnschädigung, vom Intelligenzgrad, dem Verhältnis von Intelligenz und Motorik oder bei späteren Hirnschädigungen von Zeitpunkt und Lokalisation abhängig gemacht.

Eine Sicht unserer verschiedenen im Kindesalter erhobenen Befunde zeigt dagegen folgendes: Auch innerhalb einer Imbezillenpopulation kann festgestellt werden, daß pränatale Schädigungen eine schlechtere Intelligenzentwicklung erwarten lassen als peri- und postnatale. Unter späteren „Noxen" sind es vor allem zerebrale Krampfanfälle, langzeitige mittlere und starke sedierende Medikation und Kontaktverluste zu Bezugspersonen, die die Intelligenzentwicklung erheblich beeinträchtigen.

Somit sind es in der Kindheit nicht die organischen Befunde (die sich zum Teil eben auch erst in aller Deutlichkeit herausbilden), sondern die Sprache als entscheidendes Kommunikationsmittel sowie das Kontakt- und Konzentrationsverhalten und die affektive Modulationsfähigkeit als intra- und interindividuelle „Funktionsvariablen", die mit der späteren Intelligenzänderung korrelieren. Die entscheidenden Kriterien für eine prognostische Einschätzung der späteren Intelligenzentwicklung sind also aus der Beurteilung des kommunikativen Verhaltens auf den jeweiligen Entwicklungsstufen zu gewinnen.

5.4.2. Zusammenhang von Intelligenz und somatopsychischer Entwicklung

Nach der Darstellung der Intelligenztestergebnisse sowie der psychischen und somatischen Untersuchungsbefunde jeweils in Abhängigkeit vom Intelligenzgrad zu den Untersuchungszeitpunkten und der zwischenzeitlichen Intelligenzänderung sollen diese Zusammenhänge nun komplex diskutiert werden.

Der Übersicht in Tabelle 39 ist zu entnehmen, daß zunächst bedeutend mehr und engere Zusammenhänge zur Zeit der Nachuntersuchung sowohl zum Intelligenzgrad als auch zur Intelligenzänderung nachzuweisen waren als zur Zeit der Voruntersuchung. Das könnte sowohl methodische als auch ontogenetische Gründe haben. Für erstere spricht die katamnestische Untersuchung an sich. Verschiedene Voruntersucher in der klinischen Routine folgten selbstverständlich nicht so einheitlichen Kriterien wie ein Nachuntersucher. Andererseits dürfte der Halo-Effekt bei aller Vorsicht doch nicht ohne Einfluß auf die Nachuntersuchung, aber auch nicht auf die Auswahl der Krankenblattunterlagen bei der Voruntersuchung gewesen sein. (Es muß deshalb auf den hypothetischen und nicht so sehr beweisenden Wert dieser Diskussion hingewiesen werden.) Für ontogenetische Gründe spricht das bereits bei der Darstellung der Sprachstörungen benutzte Bild einer ausreifenden Klärung, also die zunehmende Übereinstimmung von Intelligenzgrad und Sprache oder auch von Intelligenzgrad und körperlichem Gesamteindruck. Vergleichen wir also anhand der Kontingenzkoeffizienten die statistischen Zusammenhänge miteinander, so sind es die Sprache (0,81), die Motorik (0,72) und das Kontaktverhalten (0,62), die bis zum Erwachsenenalter am meisten mit dem Intelligenzgrad übereinstimmen.

Sind es aber nicht gerade diese vier miteinander eng verflochtenen Bereiche, die Ausmaß und Qualität der Auseinandersetzung mit der Umwelt bestimmen und somit für die Änderungen der Intelligenz psychopathologisch „hauptverantwortlich" sind? In der Spalte 4 der Tabelle 15 treten sie ebenfalls mit den höchsten Kontingenzkoeffizienten hervor: Sprache (0,78), Kontaktverhalten (0,64–0,81) und Motorik (0,62). Nur die Schädelanomalien und die Antriebsmenge mit jeweils 0,72 liegen im gleichen Bereich des Zusammenhanges mit der Intelligenzänderung. Es folgen der neurologische Befund (0,57), der hauptsächlich durch die extrapyramidalen Störungen bestimmt war, der Anomalie-Index (0,55), das Konzentrationsverhalten (0,51) und die affektive Modulationsfähigkeit (0,45).

Versuchen wir nun, die erste Gruppe von der zweiten unter einem gemeinsamen Kriterium zu unterscheiden, so fällt auf, daß erstere „Funktionskomplexe" der Kommunikation sind, die also die Beziehungen nach außen steuern und damit natürlich auch das Individuum selbst (als Einheit gegenüber außen). Letztere dagegen sind „Funktionskomplexe" der Strukturen des Zentralnervensystems, die die Beziehungen oder besser die Regulation auf neurophysiologischer Ebene widerspiegeln (siehe zu den Begriffen Steuerung und Regulation auch *Poljakow* 1971). Sprache, Kontaktverhalten und Motorik sind interindividuelle funktionelle Systeme; neurologische Funktionen, Konzentrationsverhalten und affektive Modelationsfähigkeit sind intraindividuelle funktionelle Systeme. Somit sind erstere direkt in ihren Ergebnissen zu messen und repräsentieren konkrete soziale Fähigkeiten. Aus ihnen erwächst in Form einer Abstraktionspyramide die Intelligenz. Letztere dagegen sind in ihren psychischen Ergebnissen nur indirekt, in-

Tab. 39: Signifikante Zusammenhänge zwischen psychischen und somatischen Variablen beider Untersuchungen sowie Intelligenzgrad und Intelligenzänderung

Variablen	Intelligenzgrad Untersuchung		Intelligenzänderung Untersuchung	
	I	II	I	II
Lebensalter	1 (0,48)	–	–	–
Intelligenz (klinisch)	–	5 (0,35)	–	5 (0,35)
Antriebsmenge	∅	5 (0,35) H 1 (0,54)	∅	1 (0,72)
Kontaktverhalten	–	1 (0,62)	5 (0,43)	1 (0,64)
(Extremgruppen)			1 (0,62)	0,1 (0,81)
Konzentration	1 (0,59)	5 (0,38)	5 (0,48)	1 (0,51)
Affektive Modulation	–	H 1 (0,51)	1 (0,58)	1 (0,45)
Sprache	1 (0,62)	0,1 (0,81)	1 (0,45)	0,1 (0,78)
Konstitutionstyp	∅	10	∅	10
sonstige Allgemeinentwicklung	–	–	–	1 (0,45)
Körpergewicht	–	–	–	5 (0,40)
Schädelanomalien	5 (0,35)	5 (0,37)	–	1 (0,72)
Extremitätenanomalien	–	5 (0,35)	–	5 (0,41)
Stammanomalien	–	H 5 (0,42)	–	–
Sinnesanomalien	–	5 (0,48)	–	–
Anomalieindex	5 (0,48)	H 1 (0,54)	–	1 (0,55)
neurologischer Befund	–	H 5 (0,41)	–	1 (0,57)
Motorik (klinisch)	–	1 (0,47)	–	1 (0,48)
O'Connor	∅	1 (0,72)	–	1 (0,62)
Karporadiogramm	5 (0,42)	∅	–	∅
EEG (nur pathologisch)	5 (0,50)	–	–	–

Der Wert vor der Klammer bezeichnet das Signifikanzniveau, d. h. die Irrtumswahrscheinlichkeit in %. Ein davorstehendes „H" kennzeichnet Zusammenhänge, die nur mit dem Handlungsteil des HAWIE nachzuweisen waren. In der Klammer ist der jeweilige Kontingenzkoeffizient C_{korr} angegeben worden; – bedeutet „kein signifikanter Zusammenhang; ∅ bedeutet „nicht geprüft".

dem sie sich auf erstere von der physiologischen Seite her auswirken, meßbar. Daß nun die Schädelanomalien (0,72) in einem engeren Zusammenhang mit der Intelligenzänderung stehen als die Gesamtheit aller körperlichen Anomalien (Anomalie-Index: 0,55), dürfte zu erwarten gewesen sein. Der hohe Zusammenhang mit der Antriebsmenge (0,72) scheint unserem Ordnungsprinzip statistisch aber zu widersprechen, es sei denn, wir zählen den Antrieb zu den interindividuellen Systemen. Wir hatten davon gesprochen, daß der Antrieb sein psychophysiologisches Korrelat in der Vigilanz habe. Dient er damit nicht eindeutig der Regulation auf neurophysiologischer Ebene? Wir meinen, daß dies für die Vigilanz zutrifft, aber nicht für den Antrieb. Der Antrieb hat gegenüber der Sprache, dem Kontaktverhalten und der Motorik insofern eine Sonderstellung, als er ebenso wie sonstige neurologische Funktionen, Konzentrationsverhalten und affektive Modulationsfähigkeit mittelbar von physiologischer Seite – mittels Sympathikotonus und Vigilanz – auf sie einwirkt. Die Vigilanz hat gegenüber den neurologischen Funktionen, dem Konzentrationsverhalten und der affektiven Modulationsfähigkeit ebenso eine Sonderstellung, indem durch sie die mit der Sprache, dem Kontaktverhalten und der Motorik erlernten und interiorisierten Handlungen als Antriebspotenzen über das ARAS Zugang zu dem oder besser Wirkung auf das ZNS, also auf die neurophysiologische Ebene, bekommen.

Wir haben also, den Signifikanzen und Kontingenzkoeffizienten der Spalte 4 der Tabelle 15 folgend, bis jetzt zwei Gruppen von psychosomatischen Variablen ausgesondert, die einen starken und mittleren statistischen Zusammenhang mit der Intelligenzänderung gezeigt haben und gewissermaßen über die Variable „Antriebsmenge“ miteinander, trotz ihres einerseits sozialen oder interindividuellen und andererseits physiologischen oder intraindividuellen Charakters, verbunden sind. Es bleiben die Variablen Extremitätenanomalien (0,41), Körpergewicht (0,40), Konstitutionstyp (n. s.), Stammesanomalien (n.s.) Sinnesanomalien (n.s.) und pathologisches EEG (n.s.) mit schwachem oder keinem statistischem Zusammenhang zur Intelligenzänderung übrig. Von den nicht aufgeführten psychosomatischen Befunden unterscheidet sich diese Gruppe durch ihren mindestens einfachen signifikanten Zusammenhang mit der Intelligenzänderung oder dem Intelligenzgrad. Suchen wir nach dem Bezugssystem, das diese Gruppe über den statistischen Unterschied hinaus auch nach inhaltlichen Kriterien von den anderen unterscheiden könnte, so fällt vor allem auf, daß es durchweg strukturelle Befunde sind, die außerdem vom Zentralnervensystem aus betrachtet überwiegend peripher liegen. Dem widerspricht auch die statistische Einordnung des EEGs nicht oder nur teilweise. Wenn wir nämlich davon ausgehen, daß ja nur die Spitzenpotentiale und die Herdstörungen, nicht aber die Allgemeinveränderungen einen leichten Zusammenhang mit dem Intelligenzgrad zeigen, dann tritt innerhalb selbst dieser klassischen „funktionellen“ Methode das strukturelle Moment hervor. Die Einschränkung liegt darin begründet, daß der Befund „Allgemeinveränderungen“ sich nur auf den Anteil von Theta- und Delta-Wellen gründet und sonstige Frequenzverlangsamungen gar nicht erfaßt wurden. Dieses durch die visuelle Auswertung bedingte grobe Raster hatte aber in unserem Falle offensichtlich den Vorteil, daß aus der hirngeschädigten Gesamtgruppe unter dem Aspekt des Intelligenzgrades und der Intelligenzänderung gerade die besonders schwer Geschädigten herausfielen (siehe *Wruck* 1983).

Umgekehrt müssen wir uns aber fragen, was denn nun der funktionelle Aspekt ist, der allen diesen Befunden innewohnt und nur jene Seite sein kann, die mit der Intelligenz (wenn auch geringgradig) korreliert. Es ist wohl akzeptabel, davon zu sprechen, daß sich in den Variablen dieser Gruppe das Regulationsergebnis widerspiegelt. Es geht um die Ergebnisse der neurophysiologischen Regulation im Zusammenhang mit anderen biologischen Faktoren in der somatischen Peripherie und nicht – wie in der Regulationsgruppe – um den Charakter oder die Qualitätsmerkmale des Regulationsprozesses selber. Also auch hier werden die *Ergebnisse*, wie bereits in der sozialen Gruppe hervorgehoben, meßbar. Der Unterschied ist nur, daß sie hier aus neurophysiologisch-biologischen Interaktionen resultieren und somit somatischer Natur sind, während sie in der sozialen Gruppe aus neurophysiologisch-sozialen Interaktionen hervorgingen und psychischer Natur sind. Das ist in bezug auf Kontaktverhalten und Sprache offensichtlich. In bezug auf die Motorik ist es aber ebenso, wenn wir die erworbenen motorischen Fähigkeiten meinen und nicht etwa angeborene motorische Regulationen oder gar Reflexketten.

Aufgrund des graduell unterschiedlichen Zusammenhanges der erhobenen psychosomatischen Befunde mit der Intelligenzänderung unserer Probanden bis zum Erwachsenenalter ist uns also eine Dreiteilung dieser Befunde aufgefallen, die unseres Erachtens die dargestellte unterschiedliche Entwicklung unserer Probanden erklären kann. Diese Unterschiede beschränken sich nicht auf die Intelligenzänderung, sondern erstrecken sich bis in den vitalen Bereich hinein.

5.4.3. Über den Zusammenhang von Intelligenz und sozialen Bedingungen

Mittelgradig geistig retardierte Enzephalopathen sind gehäuft krank, insbesondere auch im 1. Lebensjahr und oft mit zerebraler Beteiligung. Unterschiedliche Intelligenzentwicklungen innerhalb der Stichprobe entstanden dadurch aber nicht. Dafür waren unter den somatischen Bedingungen die pränatalen Hirnschädigungen entscheidender als die peri- und postnatalen einschließlich sonstiger Erkrankungen. Eine Ausnahme machten die zerebralen Krampfanfälle und kontaktbehindernden Verhaltensauffälligkeiten oder Medikationen. Damit treten neben der permanenten Hirnschädigung die sozialen Einflüsse bzw. die Voraussetzungen, um die sozialen Einflüsse verarbeiten zu können, in den Vordergrund für die Intelligenzentwicklung. Waren also unter 5.4.2. die sprachlichen und „charakterlichen“ Voraussetzungen der Kommunikation als bedeutsam für die Intelligenzänderung hervorgetreten, so sind es hier die psychopathologischen und psychopharmakologischen Behinderungen. Sie entscheiden offenbar, wie die sonstigen sozialen Bedingungen wirksam werden, soweit es sich jedenfalls um den sozialen Status der Eltern, die Wohnbedingungen oder die Geschwisterschaft einschließlich gehäufter Oligophrenien und Gebärkomplikationen handelt.

Von den sozialen Verhältnissen ist es neben der Beschulung und Förderung vor allem die Hospitalisation, die sich direkt auf die Intelligenzentwicklung auswirkt. Ebenso wie wir fanden auch andere Autoren eine schlechtere Entwicklung bei hospitalisierten Imbezillen (*Brand* 1976; *Vater* und *Engel* 1977). Dies liegt sicherlich an der Diskrepanz zwischen dem somatotherapeutischen und rehabilitativen Entwicklungsstand in der institutionalisierten Psychiatrie (*Kreißig* 1978) und ist in bezug auf geistig Retardierte ein internationales Problem (*Asperger* 1963; *Kazdin* 1973; *Melle* 1974; *Peniston* 1975; *Sarata* 1975 u. a.).

Natürlich ist hier für jüngere Generationen in der DDR inzwischen der systematische Aufbau von Tagesfördereinrichtungen wirksam geworden. Trotzdem ist zu beachten, daß die Einstellungen der Eltern, wie auch unsere Ergebnisse zeigen, sowohl für den Hospitalisierungsgrad (siehe auch *Todte* 1963; *Katz* 1963; *Gottlieb* und *Davis* 1973; *Thannhäuser* 1976) als auch für die Förderung (*Hoff* 1963; *Rett* 1961; *Mehl* 1977; *Jun* 1978) bedeutsam sind.

Eine Vielzahl von Arbeiten (z. B. *Jungjohann* 1974; *Palmieri Pojaghi* 1975; *Schmidt-Kolmer* 1980) betont, daß es primär um eine feste emotionale Beziehung geht, die auf niedrigem kognitivem Niveau für die Entwicklung unter normalen wie unter pathologischen Bedingungen notwendig ist. Betrachten wir aber die Bewertung der Verhaltensauffälligkeiten unserer Probanden (eine differenzierte Beschreibung ist unter *Wruck* 1983 zu finden) durch Eltern und Pflegepersonal, so müssen wir zugeben, daß die dem Geschädigten möglichen Kontaktbemühungen häufig als störend erlebt und abgewertet werden (siehe auch *Krynski* 1975).

Altdorff (1978) fand bei ruhigen oligophrenen Kindern eine bessere Konditionierbarkeit als bei unruhigen und interpretierte dies als Widerspruch zum *Eysenck*schen Pharmakonpostulat (*Eysenck* und *Rachman* 1967). Auch in unserer Stichprobe hatten sich ruhige Probanden aller Intelligenzgrade besser in der Intelligenz entwickelt als unruhige. Trotzdem hebt sich dieser Widerspruch nach unserem Untersuchungsergebnis auf, weil emotional labil nicht einfach mit unruhig und emotional stabil mit ruhig gleichgesetzt werden kann. Ein bestimmter Grad an affektiver Modulationsfähigkeit (unseres Erachtens treffender als emotionale Labilität) ist eine Voraussetzung für die Bewältigung sozialer Anforderungen. Es ist von der Art der sozialen Einflüsse ebenso abhängig wie von dieser psychophysiologischen Voraussetzung, ob der Oligophrene sich dann ruhig oder unruhig verhält, ängstlich-ablehnend oder freundlich-aufgeschlossen ist. Das ruhige Verhalten auf der sozialen Ebene ist also etwas anderes als eine Starrheit auf der Regulationsebene. Ersteres spricht für eine ausreichende Umweltbewältigung, letzteres für eine größere Hirnschädigung. Somit korreliert ersteres auch mehr mit der Intelligenzänderung und letzteres mehr mit dem Intelligenzgrad.

Wie haben sich vor diesem Hintergrund nun die Beschulungs- und Förderungsmaßnahmen auf die Intelligenzentwicklung ausgewirkt? Bedenken wir, daß etwa 40% unserer Probanden mehrjährig beschult worden sind, so erscheinen die erreichten Beschulungsergebnisse als sehr kümmerlich. Obwohl die Beschulungsergebnisse (wo sie erreicht wurden) mit der Intelligenzänderung im Zusammenhang stehen, muß doch hervorgehoben werden, daß insgesamt zwischen beschulten und unbeschulten Probanden statistisch kein signifikanter Unterschied in der Intelligenzentwicklung nachgewiesen werden konnte. Dieser besteht aber ausgeprägt im Zusammenhang mit dem Nachweis einer praktischen Tätigkeit. Das Vorhandensein einer solchen Tätigkeit ist darüber hinaus offenbar entscheidender als das Niveau. Das heißt, daß die praktischen Tätigkeiten selbst bei nicht gezielter Förderung immer noch mehr Entwicklungsreize beinhalten als die Beschulung unserer Probanden. So erklärt sich, daß beschulte und unbeschulte Probanden sich etwa gleich häufig in der Intelligenz verbessert haben und von den beschulten dann aber trotzdem die intelligenteren bessere Ergebnisse erreichten.

Wir können somit *Vater* und *Engel* (1977, S. 136) zustimmen: „Die Zielstellung der Förderung Schwer-Oligophrener sind die Aufdekkung, der Erhalt und die Entwicklung noch eventuell vorhandener Lern- und Leistungspotenzen; obwohl die durch den Hirnschaden und die meistens durch eine längere Hospitalisierung vergebenen Lernmöglichkeiten nicht aufholbar sind. Viele Arbeiten betonen dann auch die Notwendigkeit einer adäquaten Förderung unter besonderer Berücksichtigung praktischer Aspekte (van *Liefland*, 1958; *Eichler*, 1961 und 1968; *Kolstoe*, 1966; *Halpern*, 1973; *Edelson* und *Sprague*, 1974; *Smeets* und *Striefel*, 1974; *Richardson*, 1978; *Reimann* und *Trogisch*, 1980). Sie wird jetzt mit dem Rahmenförderungsprogramm für schulbildungsunfähige, aber förderungsfähige Kinder und Jugendliche in der DDR verwirklicht (*Essbach* 1974).

5.5. Zusammenfassung

Die vorliegende Arbeit untersuchte anhand einer Stichprobe von 73 im Kindesalter stationär voruntersuchten und als mittelgradig geistig retardiert eingeschätzten Enzephalopathen die psychische, somatische und soziale Entwicklung bis zum jüngeren Erwachsenenalter auf der Basis einer Katamnese unter besonderer Berücksichtigung des Intelligenzgrades und der Intelligenzänderung. Zu diesem Zweck sind zu beiden Untersuchungszeitpunkten klinische, paraklinische und testpsychologische Untersuchungsdaten erhoben und bei den 63 zur Zeit der Nachuntersuchung noch lebenden Probanden verglichen worden. Zur Zeit der Nachuntersuchung wurden zusätzlich Daten aufgrund einer Inspektion des häuslichen Milieus und mittels verschiedener Fremdbeurteilungen durch Bezugspersonen gewonnen und ebenfalls in die Auswertung einbezogen, die auf statistischem Wege mittels maschineller Datenbearbeitung erfolgte.

Die Hauptergebnisse bestehen in dem Nachweis einer häufigeren Verbesserung als einer Verschlechterung oder Stagnation des Intelligenzgrades. Der individuelle Verlauf wird einerseits vom Zeitpunkt der frühkindlichen Hirnschädigung sowie von biologischen Faktoren (wie zerebrale Krampfanfälle, sedierende Medikationen) und familiären Bedingungen beeinflußt, steht andererseits aber in statistisch engerem Zusammenhang mit kommunikativen Variablen (Sprache, Kontaktverhalten, affektive Modulationsfähigkeit) und dem Hospitalisationsgrad. Die Zusammenhänge zwischen Intelligenz und psychosomatischer Entwicklung sowie sozialen Bedingungen werden kurz diskutiert und Schlußfolgerungen zur Intelligenzänderung und ihrer prognostischen Einschätzung bei mittelgradig geistig retardierten Enzephalopathen gezogen.

6. Prognose und Entwicklungsförderung frühkindlich Hirngeschädigter

H.-D. Rösler, *A. Haiduk* und *A. Herbst*

Die Nachuntersuchung frühkindlich hirngeschädigter Patienten unterschiedlicher Ausgangsintelligenz hinsichtlich des somatischen, psychischen und sozialen Status als Erwachsene sollte Aufschluß über ihre Entwicklungsprognose geben und Möglichkeiten zu deren Verbesserung aufzeigen. Welche Schlußfolgerungen lassen sie nun im Hinblick auf die Psychopathologie und Rehabilitation hirngeschädigter Kinder zu? Dabei ist zu bedenken, daß die Beschränkung auf Patienten eine Einengung auf Enzephalopathen bedeutet, d. h. auf solche Hirngeschädigte, die schon als Kinder neurologische und psychopathologische Folgeerscheinungen geboten hatten. Die hiervon ausgehenden Verallgemeinerungen sind deshalb nicht ohne weiteres auf psychisch unauffällig gebliebene hirngeschädigte Kinder übertragbar. Vermutlich haben diese eine günstigere Prognose, wenn auch für sie das Risiko der Dekompensation unter belastenden Lebensereignissen bestehen dürfte.

6.1. Kompensation

„Geschädigte unterscheiden sich von Nichtgeschädigten durch eine beeinträchtigte Persönlichkeitsentwicklung, die durch biologische Mängel, deren psychosoziale Folgeerscheinungen und nicht angepaßte äußere Bedingungen verursacht wird“ (*Becker* et. al. 1977, S. 67). Dabei können die biologischen Mängel und ihre psychosozialen Folgeerscheinungen eine untergeordnete Rolle spielen, wenn die Schädigung gering ist und ihr die äußeren Bedingungen angepaßt sind, doch werden sie das Erscheinungsbild der Persönlichkeit um so nachhaltiger prägen, je weiter Schädigungsgrad und Bildungsverhältnisse auseinanderklaffen. Doch unterliegt die Entwicklung Geschädigter den gleichen dialektischen Grundgesetzmäßigkeiten wie die Nichtgeschädigter (ebenda).

Die Persönlichkeitsentwicklung vollzieht sich in der Auseinandersetzung des Individuums mit seiner Umwelt. Diese Wechselwirkung ist als kontinuierlicher und reziproker Prozeß zu sehen, bei dem die Umwelt auf das Individuum und dieses auf seine Umwelt einwirkt, wobei sich beide verändern. Hiervon ausgehend haben *Magnusson* und *Allen* (1983) ein Person-Umwelt-Interaktionsmodell der Maladaptation entwickelt, wonach der Grad der Behinderung in der Lebensbewältigung determiniert ist von der Relation zwischen biologisch-psychologischer Vulnerabilität, äußeren Entwicklungsbedingungen und Umweltprovokationen. Hierbei erhöhen besonders perinatale Komplikationen und Unterernährung die biologische Anfälligkeit gegenüber widrigen psychosozialen Einflüssen (*Rutter* 1983).

So gesehen läßt sich die menschliche Entwicklung unter vier Bedingungsgruppen charakterisieren: der biologischen, der sozialen, der Einwirkung des Individuums auf seine Umwelt mit deren Rückwirkungen und schließlich der zufälligen Ereignisse. Alle diese Interaktionen, so führen *Clarke* und *Clarke* (1984) aus, sprechen gegen die Annahme einer konstanten Entwicklungsrate, sondern vielmehr für deren Veränderbarkeit mit prinzipiell offener Prognose. Stabilität und Wechsel sind dabei zwei Seiten ein- und desselben dialektischen Prozesses, die nach Auffassung von *Jessor* (1984) in der psychosozialen Entwicklung von der Adoleszenz zum jungen Erwachsenenalter besonders deutlich werden. Sie sind deshalb gerade bei katamnestischen und Längsschnitts-Untersuchungen zu beachten, die Kinder bis zum Erwachsenensein verfolgen.

Dabei kann Konstanz in der Entwicklung nach *Clarke* und *Clarke* (1984) zweierlei Bedeutung haben:

(1) die unveränderte Position des Individuums in seiner Altersgruppe im Hinblick auf ein wiederholt bestimmtes Persönlichkeitsmerkmal und

(2) das gleichbleibende Niveau dieses Persön-

lichkeitsmerkmales im Vergleich zu Altersnormwerten.

Beides ist nicht identisch. Bei Verfolgung von Untersuchungsgruppen können sich die Positionen der Individuen von der 1. zur 2. Untersuchung geändert haben, obgleich das Gesamtniveau der Gruppe gleichgeblieben ist (niedrige Test-Retestkorrelationen bei konstanten Mittelwerten), und es kann sich das Gesamtniveau der Gruppe bei gleichgebliebenen Positionen der Individuen verändert haben (Mittelwertsdifferenzen bei hohen Test-Retestkorrelationen).

In der psychischen Entwicklung sind Wechsel sowohl in der ordinalen Position als auch im relativen Niveau die Regel, besonders wenn sie über Dekaden verfolgt wird. Deshalb bleiben Vorhersagen um so unsicherer, je früher sie gemacht werden, je länger der Entwicklungszeitraum ist und je komplexer die betrachteten Persönlichkeitsmerkmale sind.

Wir fanden in allen drei Untersuchungsgruppen nach etwa 10 Jahren Positionswechsel und Niveauänderungen. Sie wurden am deutlichsten bei der wiederholten Intelligenzmessung, zeigten sich aber auch beim Vergleich der motorischen und konzentrativen Leistungen, der klinischen Einschätzungen von Persönlichkeitsmerkmalen und in den neurologischen Befunden. Die häufigsten Veränderungen der individuellen Position innerhalb der jeweiligen Untersuchungsgruppe und die größte Steigerung im Entwicklungsniveau boten die debilen Enzephalopathen, die seltensten und geringsten die normalintelligenten, während die imbezillen dazwischen lagen. Wann diese Wechsel stattfanden, ist hier wie bei allen solchen Katamnesen schwer zu sagen und könnte erst durch Längsschnittuntersuchungen über mehrere Untersuchungsetappen beantwortet werden. Doch liegen hierzu nur kasuistische Studien von *Thomas* und *Chess* (1975) vor, und die von *Meyer-Probst* und *Teichmann* (1984) verfolgten Rostokker Risikokinder haben erst das Jugendalter erreicht.

In jedem Falle lassen unsere Untersuchungsergebnisse keinen Raum für die Auffassung, daß es sich bei den Folgezuständen nach frühkindlicher Hirnschädigung um konstant bleibende Behinderungen der Persönlichkeitsentwicklung handelt. Allerdings bilden sich auch nicht alle Intelligenz- und Leistungsminderungen sowie Erscheinungen des hirnorganischen Psychosyndroms völlig zurück. Sie sind vielmehr als veränderliche Retardierungen aufzufassen, die einer gewissen Kompensation unterliegen.

Diese Kompensation kann organischer Art, d. h. durch das Wachstum und die Reifung des Gehirns bedingt sein, wobei das immer vorhandene „Reservepotential“ von Zell- und Neuronenpopulationen die durch eine Hirnschädigung beeinträchtigten Funktionen bis zu einem gewissen Grad übernimmt. Über die medizinische Behandlung und sonderpädagogische Betreuung wird dieser Prozeß sozial vermittelt und schließlich auch von der sich entwickelnden Persönlichkeit selbst beeinflußt. *Kowaljow* (1973) nimmt daher an, daß sich der Anteil Oligophrener mit zunehmendem Alter in der Bevölkerung nicht nur infolge der sozialen Adaptation, sondern vielleicht auch infolge der teilweisen biologischen Restitution verringert. Daß dabei die auffälligsten Besserungen bei den leichtgradig geistig Retardierten zu finden sind, dürfte auf den für sie bislang am besten organisierten speziellen Bildungsweg zurückzuführen sein. Hier fand *Basler* (1972) die Intelligenzleistungen schon nach 1- bis 8jährigem Sonderschulbesuch um 4 bis 6 IQ-Einheiten angestiegen.

Doch bleiben viele der Enzephalopathen bis ins Erwachsenenalter hinein in ihrer Persönlichkeitsentwicklung behindert, besonders dann, wenn Intelligenzminderungen bestehenbleiben. Kann dieser Anteil noch verringert werden? Für die Entwicklung des Geschädigten ist, wie *Becker* et al. (1977) ausführen, die Betreuung aus medizinischer und pädagogischer Sicht von entscheidender Bedeutung. Sie bleibt eine ständige Aufgabe der Gesellschaft, deren Fortschritt auch an den Erfolgen in der Prophylaxe und Rehabilitation physisch-psychisch Geschädigter zu messen ist.

6.2. Prophylaxe

Die Manifestation neurologischer und psychopathologischer Folgeerscheinungen frühkindlicher Hirnschäden hängt mit von dem Aufwand ab, den eine Gesellschaft für Schwangerenbetreuung, Entbindungen, Mütterberatung, Bildung und Erziehung aller ihrer Mitglieder treibt. Aus diesen Gründen schwankt schon die Zahl hirnorganisch defektiver Kinder von Land zu Land erheblich und liegt in kapitalistischen Ländern mit großen Klassenunterschieden in den benachteiligten Schichten regelmäßig am höchsten (*Uschakow* und *Rösler* 1980). Bei dialektischer-materialistischer Auffassung von den Wechselbeziehungen zwischen dem Biologischen und Sozialen können in der Ätiologie von Retardierungserscheinungen sowohl genetische, infektiöse u. ä. Faktoren als auch pflegerische und erzieherische Vernachlässigung eine Rolle spielen. *Kowaljow* (1973) führt hierzu aus, daß erstere zwar meistens die Hauptursache der schweren und öfter nur Mitursache der leichten Retardierungen sind, daß aber eine soziale Deprivation im frühen Kindesalter durchaus auch zu erheblichen geistigen Schäden führen kann. Das ist besonders dann der Fall, wenn sie mit materieller Armut einhergeht. So fanden *Stoch* et al. (1982) bei farbigen Kindern aus Südafrika, die bei grober und langandauernder Unterernährung aufgewachsen waren, im Vergleich zu ausreichend ernährten Kontrollkindern derselben soziale Unterschicht nach 20 Jahren noch deutliche Rückstände in der körperlichen, intellektuellen, schulischen und beruflichen Entwicklung bei vermehrten Hirnschadenzeichen.

Aus den gleichen Gründen ist mit einer Abnahme der frühkindlich Hirngeschädigten unter den Bedingungen eines hoch entwickelten Gesundheits- und Sozialwesens zu rechnen. Oft wird allerdings im Gegenteil befürchtet, daß eine Verminderung der natürlichen Auslese durch moderne Heilmethoden zum Überleben schwer geschädigter Kinder führen könne, die früher starben. Denkbar ist auch, daß eine solche Zunahme durch Vollheilung früher nur mit Defekten Überlebender kompensiert wird und daß bei fortschreitender Medizin auch die Defektheilungen zurückgehen. Hierfür liegen schon vereinzelte Belege vor:

(a) die relative Abnahme infantiler Zerebralparesen in Schweden von 1954 bis 1970 (*Hagberg* et al. 1977) und in Dänemark von 1965 bis 1974 (*Glenting* 1982);

(b) die Abnahme der hospitalisierten geistig Schwerbehinderten in England von 1927 bis 1972 (*Kushlick* und *Cox* 1973), die sich auch für alle geistig Schwerbehinderten im schwedischen Bezirk Uppsala von 1954 bis 1970 zeigte (*Gustavson* et al. 1977), und

(c) der abnehmende Prozentsatz wegen geistiger Behinderung ausgemusterter schwedischer Rekruten von 1944 bis 1962 (*Rayner* 1964).

Grunewald (1979) erwartet ein weiteres Sinken der Zahl geistig Retardierter: der mehrfach Geschädigten unter den Geborenen infolge verbesserter Schwangerschafts- und Geburtsüberwachung, der retardierten Kinder infolge früh einsetzender Stimulation; der geistig behinderten Erwachsenen infolge systematischer sonderpädagogischer Förderung. *Rett* und *Seidler* (1981) verweisen in diesem Zusammenhang auf die gegenwärtig zu verzeichnende Vorverlegung des Gebäralters, was zu einer Verminderung der Häufigkeit von Down-Kindern führen kann. Genetische Familienberatung, erfolgreiche Substituierung von angeborenen Stoffwechselstörungen wie der Phenylketonurie und verbesserte ärztliche Betreuung in der Neonatalperiode wirken in gleicher Richtung.

Entgegengesetzt müssen sich jedoch zwei Erscheinungen auswirken: die durch bessere Pflege und Infektbeherrschung wesentlich gestiegene Lebenserwartung schwer Hirngeschädigter und die zunehmende Erfassung nur leichtgradig gestörter Kinder, die bei steigenden Bildungsanforderungen eher auffallen und öfter diagnostiziert werden. Die Verbesserung der medizinischen Betreuung, sozialen Verhältnisse und Bildungsbedingungen hat also auch Nebeneffekte. Im ganzen darf man von einer Abnahme der hirngeschädigt Geborenen bei gleichzeitiger Vergrößerung des Anteils leicht Geschädigter und derer, die das Erwachsenenalter erreichen, ausgehen. Das wird schon an Veränderungen der Altersstruktur geistig Behinderter in Schweden zwischen 1973 und 1982 sichtbar (*Wallner* 1984).

6.3. Rehabilitation

Diesem Trend ist bei der Planung gesundheits- und bildungspolitischer Maßnahmen Rechnung zu tragen. Sie sollen durch eine so früh wie möglich beginnende Förderung hirngeschädigter Kinder zur Verringerung auch der diskreten Spätfolgen beitragen und mit der Fortsetzung rehabilitationspädagogischer Bemühungen über die obligatorische Schulzeit hinaus die nun in größerer Zahl älter werdenden intelligenzgeminderten Enzephalopathen sinnvoll in die Gesellschaft eingliedern helfen.

Voraussetzung ist hierfür zunächst die rechtzeitige Erfassung hirngeschädigter Kinder. Da diese trotz der seit 1954 in der DDR bestehende Meldepflicht für körperliche, sensorische und geistige Störungen unzureichend war, ist im Rahmen des damaligen Forschungsprojektes „Defektives Kind" ein Siebtest zur Früherfassung entwicklungsgestörter Kinder erarbeitet worden (*Kleinpeter* und *Schubert* 1973). Er ist seit 1975 Bestandteil der obligatorischen Reihenuntersuchungen in den Mütterberatungsstellen und Krippen. Die auf diese Weise schon im 1. und 2. Lebensjahr erfaßten Problemkinder können dann einer gezielten Diagnostik und Förderung zugeführt werden.

Die Frühförderung für Säuglinge und Kleinkinder ist aber erst aufzubauen. Sie wurde im gleichen Projekt in Angriff genommen und in der jetzigen Forschungsrichtung „Hirngeschädigte Kinder" fortgeführt. *Wagner* und *Rohmann* (1984) haben eine Aufgabensammlung zur Frühförderung von Risikokindern durch die Eltern entwickelt und erprobt. Sie wird vorbeugend bei prä-, peri- und postnatal belasteten Kindern unabhängig von einer nachweisbaren Schädigung eingesetzt und soll vom 5. bis 24. Lebensmonat zur Anregung der Sinne, Körpergeschicklichkeit, Sprache und Vorstellungen, des Denkens und sozialen Verhaltens beitragen. Die Förderung geschädigter Säuglinge und Kleinstkinder ist nach einer Anweisung des Ministeriums für Gesundheitswesen (Verfügungen und Mitteilungen Nr. 15, 1976) in Sonderkrippen bzw. Sondergruppen der Krippen und Heime durchzuführen. Hierfür haben *Schneider* et al. (1979) ein Programm erstellt, das im ganztägigen pädagogischen Prozeß unter Einbeziehung der Eltern durchgeführt wird. Die damit an 64 Kindern gesammelten Erfahrungen sind sehr ermutigend. Fast alle der je nach Schädigungsart bzw. -grad in 8 Gruppen differenziert betreuten Kinder wiesen nach 18monatiger Förderung einen deutlichen Lernzuwachs auf, der bei manchen Kindern ebensoviele Entwicklungsmonate betrug und z. B. zu einem Anstieg des Entwicklungsquotienten von 52 auf 74 bzw. 72 auf 94 führte. Diese Kinder werden in ihrer Entwicklung verfolgt und andere in weiteren Krippen nach der gleichen inzwischen veröffentlichten Methode (*Schneider* 1985) in den Teilbereichen Selbstbedienung, Bewegungserziehung, Spiel, Muttersprache, Musik, Arbeitserziehung und Umweltkenntnisse gefördert. Sollten sich die damit erzielten Erfolge wiederholen und als dauerhaft bestätigen lassen, hätte das Konsequenzen für die Organisation des einheitlichen sozialistischen Bildungssystems, weil man weniger Kapazität für die Betreuung debiler und imbeziller Kinder brauchte, wenn diese bei größerem Förderungsaufwand schon im Krippenalter weitgehend rehabilitiert werden könnten.

Jene Kleinstkinder, die ihren Entwicklungsrückstand in der Krippe nicht aufholen, besuchen deren Sondergruppen bis zum Alter von 4 Jahren und können dann je nach dem Grad der Retardierung entweder in den Vorschulteil der Hilfsschule oder in Einrichtungen zur Bildung und Erziehung schulbildungsunfähiger Kinder übernommen werden. Ersterer ist sowohl für noch nicht hilfsschulfähige intellektuell geschädigte Kinder im frühen Schulalter als auch für solche Vorschulkinder vorgesehen, bei denen durch sonderpädagogische Maßnahmen Hilfsschulfähigkeit erwartet werden kann (5. Durchführungsbestimmung zum Gesetz über das einheitliche sozialistische Bildungssystem – Sonderschulwesen – vom 9. Februar 1984).

Bei der Aufnahme in die Fördereinrichtung für schulbildungsunfähige Kinder muß das Kind bereits über bestimmte Grundfertigkeiten z. B. in der Selbstbedienung verfügen, was besonders bei Tagesbetreuung erforderlich ist. Ziel dieser unterrichtslosen Bildung und Erziehung ist der „relativ selbständige Mensch". Dem dient die Erziehung zur Selbstbedienung, Umweltorientierung und zu gesellschaftlich bedeutsamen Verhaltensweisen, die Vorbereitung auf die Eingliederung in den Arbeitsprozeß und eine, im Rahmen der vorhandenen Leistungsvoraussetzungen mögliche, sinnvolle Gestaltung der Freizeit (*Essbach* 1974). Nachdem in der Bezirksnervenklinik Brandenburg unter Anlehnung an die ungarische heilpädagogische Arbeit von *G. Bárczi* konsequent mit der Förderung geistig mittelgradig retardierter Kinder begonnen worden war (*Eichler* 1968), sind aufgrund eines Ministerratsbeschlusses von 1969 nach diesem Modell in allen Bezirken und mittlerweile auch Kreisen der DDR Tages- und Wochenstätten bzw. Dauerheime im Gesundheits- und Sozialwesen eingerichtet worden, in denen die Kinder und Jugendlichen in der Regel bis zum Alter von 16 Jahren und in manchen Fällen noch darüber hinaus von Rehabilitationspädagogen systematisch gefördert werden. Wer diese Kinder mit denen früherer Imbezillenstationen vergleicht, ist von ihrer Vermenschlichung tief beeindruckt.

Die Fördermöglichkeiten im Vorschulalter wären vollständig, wenn es auch solche für leichtgradig retardierte Kinder im Grenzbereich zur Debilität gäbe, bei denen noch die Normalschulfähigkeit zu erreichen ist. In der Forschungsrichtung „Hirngeschädigte Kinder" läuft deshalb gegenwärtig ein Versuch zur Frühförderung retardierter Kindergartenkinder. Sie werden für 1 Jahr in Sondergruppen nach dem modifizierten Bildungs- und Erziehungsplan der ältesten Krippen- und jüngsten Kindergartengruppe individuell gefördert und bei Erfolg in die reguläre Gruppe zurückgegeben bzw. bei eindeutiger Debilität in den Vorschulteil der Hilfsschule vermittelt. 46 nach kinderneuropsychiatrischer Befunderhebung als hirngeschädigt zu bezeichnende Kinder wurden zur Hälfte in Sondergruppen (mittlerer EQ = 85) gefördert, zur Hälfte in den üblichen Gruppen (EQ 81) belassen. Nach einem Jahr hatten die Sondergruppen- die Kontrollkinder mit einem durchschnittlichen Anstieg von 7 EQ-Punkten überholt und diesen Entwicklungssprung bei einer Nachuntersuchung 2 Jahre später noch behalten (*Meyer-Probst* und *Cammann* 1983). Die Einrichtung von Sondergruppen dürfte demnach nicht nur für Kinderkrippen, sondern auch in Kindergärten sinnvoll sein.

Im Schulalter ist die Rehabilitation Hirngeschädigter bisher am besten gesichert. Hierfür steht ein gut ausgebautes Sonderschulwesen zur Verfügung, das in der DDR ständig differenziert wird. Sein jüngster Zweig sind die Sonderschule mit Ausgleichsklassen bzw. Ausgleichsklassen an Oberschulen. In diese „werden Kinder aufgenommen, deren Persönlichkeitsentwicklung infolge ausgeprägter physisch-psychischer Störungen im Bereich des Sozial- und Leistungsverhaltens nur unter zeitweiligen sonderpädagogischen Bedingungen gesichert werden kann“ (5. Durchführungsbestimmung zum Gesetz über das einheitliche sozialistische Bildungssystem – Sonderschulwesen – vom 9. Februar 1984, Gesetzblatt der DDR, Teil I, Nr. 8, S. 89, 1984). Ähnlich wie in den Klassen für Kinder mit Lese-Rechtschreib-Schwächen an den Sprachheilschulen werden hier hirnorganisch leistungsgeminderte Kinder normaler Intelligenz auf der Grundlage des Lehrplanes der allgemeinbildenden polytechnischen Oberschule in Einheit mit korrektiv-erzieherischen Maßnahmen so gebildet und erzogen, daß sie nach einigen Schuljahren in die regulären Klassen zurückkehren können. Nachdem *Göllnitz* (1957) sowie *Grossmann* und *Schmitz* (1969, 1970) auf die Problematik dieser Kinder in der Normalschule hingewiesen hatten, sind an mehreren Orten hierzu Schulversuche durchgeführt worden, in Rostock als Gemeinschaftsarbeit von Pädagogen, Psychologen und Kinderneuropsychiatern im Forschungsprojekt „Defektives Kind“ (*Rösler* et al. 1972, 1976). Die Erfolgskontrollen haben gezeigt, daß mit der Unterrichtung in Kleinklassen der Stufen 2 bis 4 bei ganztägiger Betreuung das für viele Enzephalopathen drohende Schulversagen abgefangen werden kann (vgl. *Rösler* 1980).

Für leichtgradig geistig retardierte Enzephalopathen ist die Hilfsschule mit ihrem Berufsschulteil die beste Vorbereitung auf das selbständige Leben. Das haben auch unsere Untersuchungen belegt. Die Hilfsschulpädagogik ist in der DDR sehr darum bemüht, das von *Bröse* (1971) im pädagogischen Experiment entwickelte geistige Training geschädigter psychischer Funktionen mit der lebenspraktischen Bildung und Erziehung zu verbinden (*Baudisch* et al. 1982). Denn die rasche und umfassende Entwicklung der gesellschaftlichen Anforderungen an den einzelnen macht eine ständige Qualifizierung des Bemühens um die soziale und berufliche Integration des Debilen erforderlich. *Baudisch* und *Bröse* (1977) richten dabei ihre Aufmerksamkeit besonders auf die Ausbildung von kooperativen Verhaltensweisen, da Debile im nachschulischen Bereich nicht selten Schwierigkeiten bei der Zusammenarbeit mit Nichtgeschädigten haben. *Palmer* (1982) fand denn auch die soziale Bewährung geistig Retardierter im mittleren Erwachsenenalter wesentlich von der Fähigkeit zur Kooperation abhängig.

Aufgrund empirischer Untersuchungen ist deshalb verschiedentlich die Notwendigkeit einer Dispensairebetreuung für Hilfsschulabgänger zur Beratung bei Schwierigkeiten in der Lebensbewältigung betont worden (*Nissler* und *Kurth* 1982, *Hennig* 1983). Hierzu gehört auch die Anleitung zu einer sinnvollen Freizeitnutzung, die schon in der Hilfsschule begonnen werden muß, wie *Suhrweier* aufgrund einer Analyse des Freizeitverhaltens Hilfsschuljugendlicher fordert (1968) und die auch durch soziale Klubs für Erwachsene unterstützt werden kann (*Reiter* und *Levi* 1981). Das ist schon zur Vorbeugung krimineller Entgleisungen nötig, da Debile leicht zu Mitläufern dissozialer Gruppen werden können. Wie wichtig weitere Bildungsaktivitäten nach der Hilfsschulzeit für die Persönlichkeitsbildung geistig Retardierter sind, haben die Nachuntersuchungen von *Svendsen* (1983) gezeigt, der den IQ-Anstieg bis zum Alter von 30 Jahren mit der Dauer der weiteren Erziehung und Bildung korreliert fand.

Die Rehabilitationspädagogik geht deshalb davon aus, „daß die Persönlichkeitsentwicklung zeitlebens verläuft und daran Bildungs- und Erziehungsprozesse beteiligt sind. Die Erfahrung im Umgang mit geschädigten Menschen lehrt, daß ein Großteil von ihnen auf eine spezifische Hilfe bei der lebensbegleitenden Weiterbildung angewiesen ist und sich ohne diese Hilfe eine allseitige Persönlichkeitsentwicklung als Werktätiger nicht vollziehen kann“ (*Becker* 1979, S. 8). Dem ist nun in der schon erwähnten Neufassung der 5. Durchführungsbestimmung im § 19 „Sonderpädagogische Beratung Erwachsener“ entsprochen worden. Hiernach können wesentlich physisch-psychisch geschädigte Erwachsene durch Pädagogen in Zusammenarbeit mit Einrichtungen des Gesundheits- und Sozialwesens sowie mit gesellschaftlichen Organisationen sonderpädagogisch betreut werden.

Eine solche Betreuung ist auch für schulbildungsunfähige geistig Retardierte erforderlich. Hier ist wie bei Hilfsschulabgängern aus verschiedenen Erhebungen die Notwendigkeit einer Erwachsenenbildung abgeleitet worden (*Reimann* und *Trogisch* 1980, *Speck* 1982, *Bodnyanskaya* und *Chugunova* 1982). Sie sind ebenso wie Nichtbehinderte auch nach Wachstumsabschluß noch lernfähig und bleiben ihr Leben lang auf Lernangebote angewiesen, damit sie nicht wieder zurückfallen. Die mit ihrem zunehmenden Lebensalter heute auftretende Frage des vorzeitigen geistigen Abbaus ist nach *Rett* und *Seidler* (1981) auch eine solche der Beschäftigung und Erziehung. Sie bezeichnen das Problem des Alterns geradezu als das derzeit brennendste der ganzen Behindertenarbeit, mit dem sich die Forschung intensiv auseinandersetzen müsse. Hier liegt noch ein weites Feld für die wissenschaftliche Zusammenarbeit von Psychiatrie, Psychologie und Pädagogik.

Literaturverzeichnis

Altdorf, U.: Zur Verhaltenstherapie ungesteuerter schwachsinniger Kinder. Psychiat. Neurol. med. Psychol. **30** (1978) 468–475.

Asperger, H.: Heilpädagogische Arbeit im Rahmen der Kinderpsychiatrie. Verh. 2. int. K. psych. Ent.-stör. Kind.-Alt., Wien 1961. Part. II (1963) 180–187.

Baller, W. R.: A study of the present social status of a group of adults who, when they were in elementary schools, were classified as mentally deficient. Genet. Psychol. Monogr. **18** (1936) 165–244.

Baller, W. R.: A study of the behavior records of adults who, when they were in school, were judged to be dull in mental ability. J. Genet. Psychol. **55** (1939) 365–379.

Baller, W. R.; D. C. Charles; E. L. Miller: Mid-Life Attainment of the Mentally Retarded: A Longitudinal Study. Gen. Psychol. Monogr. **75** (1967) 235–329.

Basler, F.: Führt der Besuch einer Sonderschule für Lernbehinderte zu einer Erhöhung der Intelligenz? Z. Heilpäd. **23** (1972) 451–460.

Baudisch, W.; B. Bröse: Die Kategorie des Widerspruchs und die Entwicklung debiler Kinder. Die Sonderschule **22** (1977) 79–84.

Baudisch, W.; B. Bröse; H. S. Samski: Einführung in die Hilfsschulpädagogik. Berlin: Volk und Wissen Verlag 1982.

Becker, K.-P., u. Autorenkollektiv: Rehabilitationspädagogik. Berlin: VEB Verlag Volk und Gesundheit 1979.

Becker, K.-P.; H Suhrweier; W. Sieler: Zur Persönlichkeitsentwicklung Geschädigter. Die Sonderschule **22** (1979) 64–74.

Benda, C. E.: Die Oligophrenien. In: *H. W. Gruhle* et al. (Hrsg.), Psychiatrie der Gegenwart, Bd. II. Berlin–Göttingen–Heidelberg: Springer Verlag 1960, S. 869–936.

Berger, E. (Hrsg.): Teilleistungsschwächen bei Kindern. Bern, Stuttgart, Wien: Verlag Hans Huber 1977.

Bernt, H.: Subjektive Belastung, geistige Leistungsfähigkeit und Persönlichkeitsmerkmale im mittleren und höheren Erwachsenenalter. Rostock: Phil. Diss. (A) 1980.

Bodnyanskaya, N. N.; T. N. Chugunova: Follow-up studies of patients with Down's syndrome. Z. Nevropat. Psychiat. **82** (1982) 117–119 (russ.).

Borrmann, R.; H.-J. Schille: Vorbereitung der Jugend auf Liebe, Ehe und Familie. Berlin: VEB Deutscher Verlag der Wissenschaften 1980.

Bosch, G.: Klinisch-jugendpsychiatrischer Beitrag zur Ätiologie frühkindlicher Hirnschädigungen. In: *H. Stutte, H. Koch* (Hrsg.), Charakteropathien nach frühkindlichen Hirnschädigungen. Berlin, Heidelberg, New York: Springer Verlag 1970, S. 18–21.

Brand, M.: Verhaltensmodifikation bei langzeitig hospitalisierten schwer behinderten Erwachsenen durch Mediatoren unter besonderer Beachtung der Sauberkeitserziehung. Inaugural-Dissertation, Berlin (W) 1976.

Brand, J.; R. Shakespeare; G. E. Woods: Psychological Development of the Severely Subnormal after 16 Years of Age. Develop. Med. Child Neurol. **11** (1969) 783–785.

Brickenkamp, R.: Der Aufmerksamkeits-Belastungstest d 2. Göttingen: Verlag für Psychologie Dr. C. J. Hogrefe 1968.

Brink, J. D.; A. L. Garrett; J. W. Woo-Sam; V. L. Nickel: Recovery of Motor and Intellectual Functions in Children Sustaining Severe Head Injuries. Developmental Medicine Child Neurology **12** (1970) 565–571.

Bröse, B.: Geistige Aktivierung von Intelligenzgeminderten. Berlin: VEB Verlag Volk und Gesundheit 1971.

Bühler, Ch.; H. Hetzer: Kleinkindertests. Leipzig: J. A Barth 1932.

Buday, J.: Anthropometrische Untersuchungen oligophrener Kinder. Acta paediat. Acad. Sci. Hung. **15** (1974) 255–274.

Charles, D. C.: Ability and accomplishment of persons earlier judged mentally deficient. Psychol. Monogr. **47** (1953) 3–67.

Chorus, A.: Types of retarded maturation in mental Deficiency. A follow-up Study in the Netherlands. Proceedings of the First Congress of the International Association for the Scientific Study of Mental Deficiency. Reigate: Michael Jackson Publishing Company 1968, S. 177–181.

Clarke, A. D. B ; A. M. Clarke: Cognitive Changes in the Feebleminded. Brit. J. Psychol. **45** (1954) 173–179.

Clarke, A. M.; A. D. B. Clarke (Eds.): Mental Deficiency. The Changing Outlook. London: Metuen 1965.

Clarke, A. D. B.; A. M. Clarke: Constancy and Change in the Growth of Human Characteristics. J. Child. Psychol. Psychiat. **25** (1984) 191–210.

Clauss, G.; H. Ebner: Grundlagen der Statistik für Psychologen, Pädagogen und Soziologen. Berlin: VEB Deutscher Verlag der Wissenschaften 1974.

Cobb, H. V.: The Forecast of Fulfillment. New York: Teachers College Press 1972.

Cooper, B.; M. C. Liepmann; K. R. Markes; P. M. Schieber: Definition of Severe Mental Retardation in School-Age Children: Findings of an Epidemiological Study. Social Psychiatry (1979) 197–205.

Costeff, H.; B. E. Cohen; L. E. Weller: Biological Factors in Mild Mental Retardation. Developmental Medicine and Child Neurology **25** (1983) 580–587.

Crissey, M. S.: Mental retardation, past, present and future. Amer. Psychologist **30** (1975) 800–808.

Culley, W.: Age and body size of mental retarded girls at menarche. Develop. Med. Child. Neurol. **16** (1974) 209–213.

Culley, W. D.; D. U. Jolly; E. T. Mertz: Heights and weights of mentally retarded children. Amer. J. Ment. Defic. **68** (1963) 203–210.

Dettenborn, H.; H.-H. Fröhlich: Psychologische Probleme der Täterpersönlichkeit. Berlin: VEB Deutscher Verlag der Wissenschaften 1971.

Dober, B.; H. Hennig: Sozialpsychiatrische Untersuchungen zur Umweltintegration geistig behinderter (debiler) Sonderschulabgänger. Halle: Diss. (B) 1977.

Dober, B.; H. Hennig: Zum Sozialverhalten Jungerwachsener. Psychiat. Neurol. med. Psychol. **32** (1981) 87–91.

Doll, E. A.: The Growth of Intelligence. Psychol. Monogr. 131 (1921).

Doll, E. A.: The Measurement of Social Competence. A Manual for the Vineland Social Maturity Scale. Educ. Test Bureau, 1953 (USA).

Edelson, R. I.; R. L. Sprague: Conditioning of activity level in a classroom with institutionalized retarded boys. Amer. J. ment. Dific. **78** (1974) 384–388.

Eggers, Ch.; H. Bickel: Prä-, peri- und postnatal bedingte Schwachsinnsformen. Ergebn. Inn. Med. Kinderheilk. N. F. **34** (1974) 155–205.

Eichler, L.-L. (Hrsg.): Einführung in die Heilpädagogische Arbeit mit geistig schwer und schwerst behinderten Kindern. Berlin: VEB Verlag Volk und Gesundheit 1968.

Eichler, L.-L.: Wege zur Förderung und Hilfe für das geschädigte Kind. In: *H. Schwarz* (Hrsg.): Das milieugeschädigte Kind. Jena: VEB G. Fischer Verlag 1961, S. 105–115.

Essbach, S.: Mein Kind kann keine Schule besuchen – hat es überhaupt eine Entwicklungschance? Dresden: Deutsches Hygienemuseum in der DDR 1974.

Eyman, R. K.; S. Arndt: Life-Span Development of Institutionalized and Community – Based Mentally Retarded Residents. Amer. J. Ment. Defic. **86** (1982) 342–350.

Eysenck, H. J.; S. Rachman: Neurosen – Ursachen und Heilmethoden. Berlin: VEB Deutscher Verlag der Wissenschaften 1967.

Fairbank, R. E.: The subnormal child – seventeen years after. Ment. Hyg. **17** (1933) 177–208.

Frese, M.: Arbeit und psychische Störungen. In: *U. Baumann* u. a. (Hrsg.): Klinische Psychologie – Trends in Forschung und Praxis, Bd. 4. Bern, Stuttgart, Wien: Verlag Hans Huber 1981, S. 48–77.

Friedrich, M. H. (Hrsg.): Teilleistungsschwächen und Schule. Bern, Stuttgart, Wien: Verlag Hans Huber 1980.

Friemert, K.: Die schwerwiegend abnorme Entwicklung der Persönlichkeit mit Krankheitswert als zweite Alternative der verminderten Zurechnungsfähigkeit – Erfahrungen mit der bisherigen Anwendung des Begriffs und Versuch einer weiteren Konzeption ihrer Kriterien. Berlin: Med. Diss. (B) 1986.

Frisch, R. E.; R. Revelle: Height and weight at menarche and a hypothesis of menarche. Archives of Disease in Childhood **46** (1971) 695.

Gebhard, P. H.: Sexual behavior of mentally retarded. In: *F. F. de la Cruz, G. D. Laveck* (Eds.), Sexuality and the Mentally Retarded, Baltimore: Penguin Press 1974, S. 29–49.

Glenting, P.: Cerebral palsy in Eastern Denmark 1965–1974. I. Decreased frequency of congenital cases. Neuropediatrics **13** (1982) 72–76.

Grassel, H.; K. R. Bach: Kinder- und Jugendsexualität. Berlin: VEB Deutscher Verlag der Wissenschaften 1979.

Grossmann, G.; W. Schmitz: Sonderpädagogik verhaltensgestörter hirngeschädigter Kinder. Berlin: VEB Verlag Volk und Gesundheit 1969.

Grossmann, G.; W. Schmitz: Die Problematik verhaltensgestörter, lernschwieriger Schüler der polytechnischen Oberschule aus pädagogischer und ärztlicher Sicht. Ärztl. Jugdkd. **61** (1970) 103–112.

Grossmann, G.; E. Künne: Befähigung Geschädigter zur sozialistischen Lebensweise. Die Sonderschule **24** (1979) 272–275.

Grunewald, K.: Mentally retarded children and young people in Sweden. Integration into society. The progress in the last decade. Acta Paediatr. Scand. **67** (1979) Suppl. 275, S. 85–84.

Goodenough, F. L.: Studies in the psychology of childrens drawings. Psychol. Bull. **25** (1928) 277–283.

Gottlieb, J.; J. E. Davis: Social acceptance of EMR children during overt behavioral interactions. Amer. J. ment. Defic. **78** (1973) 141–143.

Göllnitz, G.: Ergebnisse einer Überprüfung der motometrischen Skala von Oseretzky. Psychiat. Neurol. med. Psychol. **4** (1952) 119–127.

Göllnitz, G.: Die Bedeutung der frühkindlichen Hirnschädigung für die Kinderpsychiatrie. Leipzig: Thieme Verlag 1954.

Göllnitz, G.: Über die Problematik der normalintelligenten, aber ermüdbaren und leistungsgeminderten Kinder. Z. ärztl. Fortbld. **51** (1957) 974–977.

Göllnitz, G.: Über die Milieuanfälligkeit des hirngeschädigten Kindes. In: *Schwarz, H.* (Hrsg.), Das milieugeschädigte Kind. Jena: VEB Gustav Fischer Verlag 1961, S. 40–56.

Göllnitz, G.: Begriffsbegrenzung und diagnostische Grundlagen einer Enzephalopathie. In: *Göllnitz, G.; T. Bilikiewicz* (Hrsg.), Problematik der leichteren frühkindlichen Enzephalopathien. Leipzig: S. Hirzel Verlag 1968, S. 12–32.

Göllnitz, G.: Neuropsychiatrie des Kindes- und Jugenalters. 4. Aufl. Jena: VEB Gustav Fischer Verlag 1981.

Göllnitz, G.: Das hirnorganisch psychische Achsensyndrom als Ansatz für weitere neurophysiologische und psychologische Forschung. In: *J. Helm; H.-D. Rösler, H. Szewcyk* (Hrsg.), Klinisch-psychologische Forschungen – Ergebnisse und Tendenzen. Berlin: VEB Deutscher Verlag der Wissenschaften 1976, S. 266–274.

Göllnitz, G.; B. Meyer-Probst: Das leicht hirngeschädigte Kind in der aktuellen Diskussion. In: *Göllnitz, G., H.-D. Rösler* (Hrsg.): Psychologische Untersuchungen zur Entwicklung hirngeschädigter Kinder. Berlin: VEB Deutscher Verlag der Wissenschaften 1975, S. 15–26.

Göllnitz, G.; H.-D. Rösler (Hrsg.): Psychologische Untersuchungen zur Entwicklung hirngeschädigter Kinder. Berlin: VEB Deutscher Verlag der Wissenschaften 1975, 3. Aufl. 1978.

Göllnitz, G.; J. Külz; K. G. Uschakow (Hrsg.): Zur Kompensation und Dekompensation in der kindlichen Entwicklung. Jena: VEB Gustav Fischer Verlag 1980.

Gustavson, K. H.; B. Hagberg; K. Sars: Severe mental retardation in a Swedish county. I. Epidemiology, gestational age, birth weight and associated CNS handicaps in children born 1959–1970. Acta Paediat. Scand. (Uppsala) **66** (1977) 373–379.

Günther, G.: Psychische und soziale Entwicklung hirngeschädigter Kinder normaler Intelligenz. Phil. Diss. (A) Rostock 1981.

Günther, R.; Ch. Günther: Gesundheit und intellektuelle Lernfähigkeit. Ein klinisch-psychologischer Beitrag zur Entwicklungspsychologie des Erwachsenenalters. Phil. Diss. (A) Rostock 1980.

Günther, R.; D. Roether; Ch. Günther: Subjektiver Gesundheitszustand und Hirnschädigung. Z. Psychol. **188** (1980) 316–330.

Gwerder, F.: Das Syndrom der leichten frühkindlichen Hirnschädigung. Bern, Stuttgart, Wien: Verlag Hans Huber 1976.

Halpern, S.: General unemployment and vocational opportunities for EMR individuals. Amer. J. ment. Defic. **78** (1973) 123–127.

Hagberg, B.; G. Hagberg; I. Orlow: The panorama of cerebral palsy in Swedish children born 1954–1974. Neuropadiatrie **8** (1977) Suppl. 516–521.

Hardesty, F. P.; H. J. Priester: Handbuch zum Hamburg-Wechsler-Intelligenztest für Kinder. Bern–Stuttgart: Verlag Hans Huber 1956.

Healy, W.; A. F. Bronner: New Light on Delinquency and its Treatment. New Haven: Yale University Press 1936.

Hennig, H.: Ergebnisse neuerer Untersuchungen zur Sozialintegration Oligophrener. Wiss. Z. Univ. Halle, Math.-Nat. Reihe **30** (1981) 121–126.

Hennig, H.: Ergebnisse vergleichender Untersuchungen zur Sozialintegration Debiler. Z. ges. Hyg. **29** (1983) 228–229.

Hennig, H.; B. Dober: Zur Berufsbewährung debiler Jungerwachsener. Psychiat. Neurol. med. Psychol. **33** (1981) 182–188.

Herbst, A.; H. Engel; G. Günther; H.-D. Rösler; Ch. Thaut: Enzephalopathen im Erwachsenenalter. In: *G. Göllnitz; J. Külz; G. K. Uschakow* (Hrsg.): Zur Kompensation und Dekompensation in der kindlichen Entwicklung. Jena: VEB Gustav Fischer Verlag 1980, S. 189–197.

Hoff, U.: Die soziale Anpassung des schwachsinnigen Kindes. Verh. 2. int. Kong. psych. Ent.-Stör. Kindes-Alt., Wien, 1961, Part. II (1963) 44–52.

Honzik, M. P.; J. W. MacFarlane; L. Allen: The Stability of Mental Test Performance between Two and Eighteen Years. J. exp. Educ. **17** (1948) 309–324.

Höck, K.; H. Hess: Der Verhaltensfragebogen. Berlin: VEB Deutscher Verlag der Wissenschaften 1975.

Huessy, H. R.; M. Metoyer; M. Townsend: 8–10 year follow up of 84 children treated for behavioral disorder in rural Vermont. Acta Paedopsychiatrica **40** (1973) 230–235.

Huffmann, G.: Der leichte frühkindliche Hirnschaden bei Jugendlichen und Erwachsenen. Dtsch. med. Wschr. **99** (1974) 2620–2622.

Imre, P. D.: The Epidemiology of Mental Retardation in a S. E. Rural U.S.A. Community. In: *B. W. Richards*

(Ed.), Proceedings of the International Association for the Scientific Study of Mental Deficiency. Reigate: Michael Jackson Publishing Company 1968, S. 655–660.

Jantzen, W.: Behindertenpädagogik, Persönlichkeitstheorie, Therapie. Köln: Pahl-Rugenstein Verlag 1978.

Jantzen, W.: Geistig behinderte Menschen und gesellschaftliche Integration. Bern, Stuttgart, Wien: Verlag Hans Huber 1980.

Jantzen, W.: Materialistische Behindertenpädagogik und Theorie. In: *H. Probst* (Hrsg.), Kritische Behindertenpädagogik in Theorie und Praxis. Seums-Oberbiel: Jarik Oberbiel Verlag 1982, S. 136–174.

Jessor, R.: The Stability of Change! Psychosocial Development from Adolescence to Young Adulthood. In: *D. Magnusson; V. L. Allen* (Eds.), Human Development. An Interactional Perspective. New York, London: Academic Press 1983, S. 321–341.

Jun, G.: Erf ahrungsbericht über eine sozio- und psychotherapeutisch orientierte offene Langzeitgruppe von Eltern schwer hirngeschädigter Kinder in der Ambulanz. Psychiat. Neurol. med. Psychol. **30** (1978) 372–377.

Jungjohann, E. E.: Soziokulturelle Faktoren der Lernbehinderung – Ist Dummheit angelernt? Berlin (W): Carl Marhold Verlagsbuchhandlung 1974.

Kaspar, J. C.; J. G. Millichap; R. Backus; D. Child; J. E. Schulman: A study of the relationship between neurological evidence of brain damage in children and activity and distractability. J. Consult. Clin. Psychol. **36** (1971) 329–337.

Kadzin, A. E.: Issues in behavior modification with mentally retarded persons. Amer. J. ment. Defic. **78** (1973) 134–140.

Katz, A. H.: The Role of Parent Groups in Services to Metally Retarded. Proc. 2nd. int. Congr. ment. Retard., Vienna 1961, part II (1963) 208–211.

Kinge, F. O.: Work and disability at the age of 30 years. VII. Encephalopathy: frequency and relation to school background and intellectuel ability. Acta Neurol. Scand. **56** (1977) 232–246.

Klapper, Z. S.; H. G. Birch: A Fourteen-Year Follow-Up Study of Cerebral Palsy: Intellectual Change and Stability. American Journal of Orthopsychiatry **37** (1967) 540–547.

Klauer, K. J.: Berufs- und Lebensbewährung ehemaliger Hilfsschulkinder. Berlin–Charlottenburg: Carl Marhold Verlag 1963.

Kleinpeter, U.: Störungen der psychosomatischen Entwicklung nach Schädel-Hirn-Traumen im Kindesalter. Jena: VEB Gustav Fischer Verlag 1971.

Kleinpeter, U.: Social integration after brain trauma during childhood. Acta Paedopsychiatrica **42** (1975) 68–75.

Kleinpeter, U.: Folgezustände nach Schädel-Hirn-Traumen im Kindesalter und deren Begutachtung. Leipzig: VEB Georg Thieme 1979.

Kleinpeter, U: Stirnhirnsyndrom und Kriminalität. In: *T. Haesler* (Hrsg.), Die Beziehungen des infantilen psychoorganischen Syndroms zur Kriminalität. Diessenhofen: Verlag Rüegger 1979, S. 59–70.

Kleinpeter, U.; C. Schubert: Zur Früherfassung entwicklungsgestörter Kinder. Z. ärztl. Fortbild. **67** (1973) 330–334.

Kleinpeter, U.; H.-D. Rösler (Hrsg.): Ergebnisse interdisziplinärer Forschung zum geschädigten Kind. Leipzig: S. Hirzel Verlag 1979.

Klepel, H.; R. D. Koch: Häufigkeit frühkindlicher Hirnschäden bei Kindern mit Verhaltensstörungen. Psychiat. Neurol. med. Psychol. **27** (1975) 213–218.

Klicpera, C.: Die langfristige Entwicklung verhaltensauffälliger Kinder. Z. Kinder-Jugendpsychiat. **8** (1980) 55–78.

Klix, F.: Information und Verhalten. Berlin: VEB Deutscher Verlag der Wissenschaften 1980.

Klosinski, G.; R. Lempp; M. Müller-Küppers: Die Bedeutung der frühkindlichen Hirnschädigung bei schulschwierigen Kindern. Prax. d. Kinderpsychol. u. Kinderpsychiat. **21** (1972) 82–86.

Kolstoe, O. P.: An examination of some characteristics which discriminate between employed and not-employed mentally retarded males. In: *T. E. Jordan* (Ed.), Perspectives in mentally Retardation. London, Amsterdam: Southern Illinois University Press 1966.

Kovalev, V. V.: Das Problem der Wechselbeziehung zwischen Biologischem und Sozialem in der Psychiatrie des Kindesalters. J. Neuropathologie u. Psychiatrie, S. S. Korsakow (russ.) **73** (1973) 1508–1516.

Kratter, F. E.: Establishment of menstruation in the mentally defective. Diseases of the Nervous System **20** (1959) 244–245.

Kreyssig, M.: Psychologische und ethische Probleme der Rehabilitation psychisch Kranker. Psychiat. Neurol. med. Psychol. **30** (1978) 657–664.

Krynski, S.: Mental Deficiency and Behavioral Disorders. Acta paedopsychiat. **41** (1975) 138–161.

Kuhlmann, F.: The Results of Repeated Mental Reexaminations of 639 Feeble-Minded over a Period of Ten Years. The Journal of Applied Psychology **5** (1921) 195–224.

Kursawe, H. K.: Untersuchungen und Nachuntersuchungen an hirngeschädigten und schwachsinnigen Jugendlichen und Heranwachsenden nach Straftaten. In: *H. Szewczyk* (Hrsg.), Der fehlentwickelte Jugendliche und seine Kriminalität. Jena: VEB Gustav Fischer Verlag 1982, S. 122–130.

Kurth, E.: Beziehungen zwischen Intelligenz und Konzentration nach den Ergebnissen bei Standardisierungsstichproben. In: *F. Klix; W. Gutjahr; J. Mehl* (Hrsg.), Intelligenzdiagnostik. Berlin: VEB Deutscher Verlag der Wissenschaften 1967, S. 95–113.

Kurth, E.: Motometrische Entwicklungsdiagnostik, Berlin: VEB Deutscher Verlag der Wissenschaften 1978.

Kushlick, A.: G. R. Cox: The Epidemiology of Mental Handicaps. Develop. Med. Child. Neurol. **15** (1973) 748–759.

Künne, E.: Zur Lebensweise ehemaliger Hilfsschüler. Die Sonderschule **26** (1981) 129–139.

Lane, E.; G. Albee: Comparative birthweights of schizophrenics and their siblings. J. Psychol. **64** (1966) 227 bis 231.

Lange-Cosack, H.; G. Tepfer: Das Hirntrauma im Kindes- und Jugendalter. Berlin, Heidelberg, New York J. Springer Verlag 1973.

Lempp, R.: Frühkindliche Hirnschädigung und Neurose. Bern, Stuttgart: Verlag Hans Huber 1964.

Lempp, R.: Eine Pathologie der psychischen Entwicklung. Bern, Stuttgart: Verlag Hans Huber 1967.

Lempp, R.: Psychosen im Kindes- und Jugendalter – eine Realitätsbezugsstörung. Bern, Stuttgart, Wien: Verlag Hans Huber 1973.

Liefland van, W. A.: Die Erziehung des imbezillen Kindes in der Schule für motorisch Erziehbare in den Niederlanden. Zeitschr. f. Heilpädagogik **9** (1958) 191–199.

Magnusson, D.; V. L. Allen (Eds.): Human Development. An Interactional Perspective. New York, London: Academie Press 1983, S. 369–387.

Mednick, S. A.: Breakdown in individuals at high risk for schizophrenia, possible predispositional perinatal factors. Mental Hyg. **54** (1970) 50–63.

Mehl, B.: Erfahrungen mit der verhaltstherapeutisch orientierten Anleitung der Erzieher geistig behinderter Kinder. Psychiat. Neurol. med. Psychol. **29** (1977) 754–758.

Meile, E. L.: Empoloyee perception of supervisory authority. Amer. J. ment. Defic. **78** (1974) 409–413.

Mellsop, G.: Psychiatric patients as children and adults: Childhood predictors of adult illness. J. Child Psychol. Psychiat. **13** (1972) 91–101.

Mendelson, W.; N. Johnson; M. A. Stewart: Hyperactive children as adolescents – A follow-up study. J. Nerv. Ment. Dis. **153** (1971) 273–279.

Menkes, M. M.; J. S. Rowe; J. H. Menkes: A Twenty-Five Year Follow-up Study on the Hyperkinetic Child with Minimal Brain Dysfunction. Pediatrics **39** (1967) 393–399.

Meyer, G.: Soziale Arbeit. In: *K. J. Klauer*, Berufs- und Lebensbewährung ehemaliger Hilfsschulkinder. Berlin-Charlottenburg: C. Marhold Verlag 1963.

Meyer-Probst, B.; G. Cammann; H. Engel; B. Heider; U. Kleinpeter; H. Teichmann: Häufigkeit und Stellenwert somatischer Hirnschadenkriterien bei Risikokindern, Psychiat. Neurol. med. Psychol. **32** (1980) 257–267.

Meyer-Probst, B.; H. Teichmann: Risiken für die Persönlichkeitsentwicklung im Kindesalter. Rostocker Längsschnittstudie. Leipzig: VEB Georg Thieme 1984.

Meyer-Probst, M.; G. Cammann: Therapie und Förderung 3–4jähriger geistig leicht retardierter hirngeschädigter Kinder. Vortrag auf dem III. Rostocker Symposium über Neuropsychiatrie des Kindes- und Jugendalters. 5.–9. September 1983.

Morrison, J. R.: Childhood Hyperactivity in an Adult Psychiatric Population: Social Factors. J. Clin. P sychiat **41** (1980) 40–43.

Moser, A.: Die langfristige Entwicklung Oligophrener. Berlin, Heidelberg, New York: Springer Ve rlag 1971

Mosier, H. D.; H. J. Grossmann; H. F. Dingman: Secondary sex development in mentally deficient individuals. Child Development **33** (1962) 273–286.

Mosier, H. D.; H. J. Grossmann; H. F. Dingman: Physical growth in mental defectives. A study in an institutionalized population. Pediatrics **36** (1965) 465–519.

Muench, G. A.: A follow-up of mental defectives after eighteen years. J. Abnorm. and soc. Psychol. **39** (1944) 407–417.

Müller-Küppers, M.: Das leicht hirngeschädigte Kind. 2. Aufl. Stuttgart: Hippokrates Verlag 1969.

Neumann, J.; K. Seidel (Hrsg.), Grundriß der Neuroradiologie. Leipzig: VEB Georg Thieme 1976.

Neumärker, K.-J.: Ätiopathogenese dissozialen Verhaltens Jugendlicher. Vortragsmanuskript 1978.

Neumüller, H.: Zum Problem der sozialen Eingliederung schwachsinniger Jugendlicher. Die Sonderschule **6** (1961) 154–161.

Neumüller, H.: Zur Berufseingliederung und Berufsbewährung ehemaliger Hilfsschüler in der DDR. Mitteilungen über Praxis und Probleme der Rehabilitation **4** (1979) 16–27.

Neumüller, H.: Berufliche Bewährung debiler Jugendlicher. Die Sonderschule **28** (1983) 70–78.

Nissen, G.: Das hyperkinetische Syndrom im Kindesalter. Mschr. Kinderheilk. **122** (1974) 790–793.

Nissen, G.: Intensive Elternberatung in der Kinderpsychiatrie. Nervenarzt **47** (1976) 695–700.

Nissler, R.; E. Kurth: Der Hilfsschüler im Selbst- und Fremdbild. Untersuchungen in einem Landkreis. Wiss. Z. WPU Rostock **31** (1982) 47–51.

O'Connor, J.: Finger Dextery Test. In: *W. van Dyke Bingham,* Aptitudes and Aptitude Testing. New York, London: Harper & Brothers Publishers 1942, S. 284.

Orgass, B,; K. Poeck: Aphasieprüfungen mit psychometrischen Verfahren. Nervenarzt **40** (1969) 116–121.

Ott, J.; E. Müller; J. Schuttermayer: Katamnestische Untersuchungen zum Sozialverhalten von Kindern und Jugendlichen nach leichter frühkindlicher Hirnschädigung. In: *H. Szewczyk* (Hrsg.), Der fehlentwickelte Jugendliche und seine Kriminalität. Jena: VEB Gustav Fischer Verlag 1982, S. 73–81.

Otto, G.; U. Otto: Prognosis in child psychiatry. A follow-up study of a youth clientele. Acta psychiat. scand. Suppl. 273. Copenhagen: Munksgaard 1978.

Palmér, R.: A Longitudinal Study of the Social Adjustment of Mentally Retarded Adults in Sweden. Uppsala Reports on Education **14** (1982) 1–15.

Palmieri Pojaghi, B.: Struttura e dinamica della situatione di gara nei bambini deboli mentali. Psichiatria generale e dell'etá evolutiva **13** (1975) 57–86.

Paternite, C. E.; J. Loney; J. E. Langborne: Relationship between symptomatology and SES-related factors in hyperkinetic/MBD boys. Amer. J. Orthopsychiat. **46** (1976) 291–301.

Peniston, E.: Reducing Problem behaviors in the severely and profoundly retarded. J. behav. Ther. exp. Psychiat. **6** (1975) 295–299.

Perry, St. E.: The Middle Class and Mental Retardation in America. Psychiatry **28** (1965) 107–118.

Poljakow, G. J.: Über die Prinzipien der neuronalen Organisation des Gehirns. Berlin: Akademie-Verlag 1971.

Rabin, A. I.: Stability and change in the mental status of institutionalized retardates. Proceedings of the Second Congress of the Scientific Study of Mental Deficiency. Warsaw 1971, p. 149–154.

Radlbeck, K. G.: Zum Sexualverhalten debiler Jugendlicher. Psychiat. Neurol. med. Psychol. **26** (1974) 344–352.

Rayner, St.: An Investigation of the Change in Frequency of Mental Deficiency in Sweden during the last Decades. Internat. Copenhagen Congress on the Scientific Study of Mental Retardation 1964. Proceedings, Vol. 2, S. 567.

Reidiboim, M. G.: Ergebnisse einer klinisch-katamnestischen Untersuchung von Individuen mit einer verzögerten geistigen Entwicklung in der Kindheit (*russisch*). J. Neuropath. Psychiat. (Korsakow) **73** (1973) 1534–1537.

Reimann, H.; J. Trogisch: Der Imbezille im Erwachsenenalter. Z. ärztl. Fortbil. **74** (1980) 889–895.

Reiter, S.; A. M. Levi: Leisure Activities of Mentally Retarded Adults. Amer. J. Ment. Defic. **86** (1981) 201–203.

Rett, A.: Die Anamnese als Grundlage der Betreuung hirngeschädigter Kinder. Verh. 2. int. Kongr. Psych. Entw.-Stör. Kindesalter, Wien, 1961.

Rett, A.; H. Seidler: Das hirngeschädigte Kind. Ärztliche, erzieherische und soziale Probleme. Wien, München: Jugend und Volk 1981.

Richardson, S. A.: Careers of Mentally Retarded Young Persons: Services, Jobs and Interpersonal Relations. Amer. J. of Mental Deficiency **82** (1978) 349–358.

Richter, G.: siehe Günther, G., 1981.

Richter, G.; J. Richter: Hat die leichte frühkindliche Hirnschädigung eine Bedeutung für die Erwachsenenpsychiatrie? Ergebnisse einer katamnestischen Untersuchung. Psychiat. Neurol. med. Psychol. **7** (1983) 433–439.

Robins, L. N.: Deviant Children Grown Up. A Sociological and Psychiatric Study of Sociopathic Personality. Baltimore: Williams & Wilkins 1966.

Roether, D.: Lernpsychologische Untersuchungen zur klinischen Entwicklungspsychologie des Erwachsenenalters. Rostock: Phil. Diss. (B) 1982.

Roether, D.; K.-H. Juhl; M. Schöpf: Emotionale Befindlichkeit und Lernverhalten im Erwachsenenalter. Z. Psychol. **189** (1981) 289–307.

Rosen, M.; L. Stallings; L. Floor; M. Nowakiwska: Reliability and Stability of Wechsler IQ Scores for Institutionalized Mental Subnormals. Amer. J. Ment. Defic. **73** (1968) 218–225.

Rösler, H.-D.: Zur psychometrischen Klassifikation der Intelligenzminderung. In: *H.-D. Rösler; H.-D. Schmidt; H. Szewczyk* (Hrsg.), Persönlichkeitsdiagnostik. Berlin: VEB Deutscher Verlag der Wissenschaften 1970, S. 37–60.

Rösler, H.-D.: Intelligenzrückstand und Intelligenzabbau als Erscheinungsformen behinderter Erfahrungsaneignung im Kindes- und Jugendalter. Psychiat. Neurol. med. Psychol. **6** (1973) 365–374.

Rösler, H.-D.: Zur Intelligenzentwicklung hirngeschädigter Kinder. In: Proceedings of the XXIInd International Congress of Psychology. Leipzig, GDR, July 6–12, 1980, Berlin 1981, S. 192–199.

Rösler, H.-D.: Zur schulischen Leistungsfähigkeit leicht hirngeschädigter Kinder, In: *M. H. Friedrich* (Hrsg.), Teilleistungsschwächen und Schule. Bern, Stuttgart, Wien: Verlag Hans Huber 1980, S. 83–106.

Rösler, H.-D.: An Investigation into the Social Integration of the Brain Damaged. In: *H.-D. Rösler; J. P. Das; I. Wald* (Eds.), Mental and Language Retardation. Berlin: VEB Deutscher Verlag der Wissenschaften 1983, S. 83–89.

Rösler, H.-D.; U. Kleinpeter; I. Carlsen: Medizinische, psychologische und pädagogische Auswertung der Arbeitsergebnisse in Sonderklassen für hirnorganisch leistungsgeminderte Schüler in Rostock. Wiss. Z. Univ. Rostock **21** (1972) 839–948.

Rösler, H.-D.; U. Kleinpeter; I. Carlsen; R. Schellhase: Erfahrungen mit Sonderklassen für hirnorganisch leistungsgeminderte verhaltensgestörte Kinder. Psychiat. Neurol. med. Psychol. **28** (1976) 403–413.

Rösler, H.-D.; H. Engel: Zur Variabilität der Leistungen hirngeschädigter Kinder. In: *J. Helm, H.-D. Rösler; H. Szewczyk* (Hrsg.), Klinisch-psychologische Forschungen. Ergebnisse und Tendenzen. Berlin: VEB Deutscher Verlag der Wissenschaften 1976, S. 284–296.

Rösler, H.-D.; A. Dudeck; K. Gebert; T. Vehreschild: Pädagogische und soziale Bedingungen. In: *G. Göllnitz; J. Külz; G. K. Uschakow* (Hrsg.), Zur Kompensation und Dekompensation in der kindlichen Entwicklung. Jena: VEB Gustav Fischer Verlag 1980, S. 207–215.

Rösler, H.-D.; B. Schmidt: Persönlichkeitsunterschiede bei hirngeschädigten, verhaltensgestörten und normalen Kindern. In: *H.-D. Rösler; J. Ott; E. Richter-Heinrich* (Hrsg.), Neuropsychologische Probleme der klinischen Psychologie. Berlin: VEB Deutscher Verlag der Wissenschaften 1980, S. 67–75.

Rösler, H.-D.; J. P. Das; I. Wald (Eds.): Mental and Language Retardation – Diagnosis, Development, Rehabilitation. Berlin: VEB Deutscher Verlag der Wissenschaften 1983.

Rundle, A. T.; P. E. Sylvester: Endocrinological aspects of mental deficiency. IV. Growth and development of young females. Amer. J. Ment. Defic. **69** (1965) 635–644.

Rutenfranz, J.; Th. Hettinger; Th. Hellbrügge: Untersuchungen über die Entwicklung der Handgeschicklichkeit von Kindern und Jugendlichen. Z. Kinderheilkunde **87** (1962) 169–183.

Rutter, M.: Statistical and Personal Interactions: Facets and Perspectives. In: *D. Magnusson; V. L. Allen* (Eds.), Human development. An Interactional Perspective. New York, London: Academie Press 1983, S. 295–319.

Sarata, B. P. V.: Employee satisfactions in agencies serving retarded persons. Amer. J. ment. Defic. **79** (1975) 434–442.

Schalimow, W. F.: Die soziale Anpassung bei Oligophrenen. Die Sonderschule **18** (1973) 35–41.

Schenck, K.; D. Weber: Diagnostische Kriterien zur Einteilung frühkindlicher Hirnschäden. In: *H. Stutte; H. Koch* (Hrsg.), Charakteropathien nach frühkindlichen Hirnschädigungen. Berlin, Heidelberg, New York: Springer Verlag 1970, S. 24–27.

Schenk-Danzinger, L.: Begabung und Entwicklung. In: *H. Thomae* (Hrsg.) Handbuch der Psychologie, 3. Band: Entwicklungspsychologie, Göttingen: Verlag für Psychologie: Dr. C. J. Hogrefe 1959, S. 358–403.

Schlange, H.; B. Stein; F. Taneli; I. Ulrich: Frühkindliche Hirnschädigung und soziale Klasse. Mschr. Kinderheilk. **123** (1975) 72–76.

Schmidt, B. G.: Changes in Personal, Social, and Intellectual Behavior of Children Originally Classified as Feebleminded. Psychological Monographs **5** (1946) 60.

Schmidt, H.-D.: Zur Präzisierung des entwicklungspsychologischen Aneignungskonzepts. Z. Psychol. **3** (1979) 261–275.

Schmidt, H.-D.: Grundriß der Persönlichkeitspsychologie. Berlin: VEB Deutscher Verlag der Wissenschaften 1982.

Schmidt-Kolmer, E.: Zur Entwicklung der „sozialen Adaptation" in der frühen Kindheit. Z. ärztl. Fortbild. **74** (1980) 401–410.

Schneider, D.-R.: Geschädigte Säuglinge und Kleinkinder. Vorschläge zur Betreuung und Förderung in Kinderkrippen. Leipzig: VEB Georg Thieme 1985.

Schneider, D.-R.; W. Hotze; R. Eulitz; S. Bergmann: Erste Mitteilungen über Erfahrungen bei der Arbeit mit Sondergruppen in Kinderkrippen. In: *U. Kleinpeter; H.-D. Rösler* (Hrsg.), Ergebnisse interdiziplinärer Forschung zum geschädigten Kind. Leipzig: S. Hirzel Verlag 1979, S. 87–94.

Scholtz, W.: Testpsychologische Untersuchungen bei hirngeschädigten Kindern. Berlin-Charlottenburg: Carl Marhold Verlag 1972.

Seidler, Ch.: Probleme und Ergebnisse bei der Gruppenarbeit mit Adoleszenten mit und ohne frühkindliche Hirnschädigung. Psychiat. Neurol. med. Psychol. **37** (1985) 674–679.

Shaffer, D.: Longitudinal Research and the minimal brain damage syndrom. Adv. biol. Psychiat. **1** (1978) 18–34.

Sloan, W.; H. H. Harman: Constancy of IQ in Mental Defectives. The Journal of Genetic Psychology **71** (1947) 177–185.

Smeets, P. M.; S. Striefel: Oddity and Match-to-Sample Tasks as the Components of a Chained Schedule with Retarded Children. Amer. J. ment. Defic. **78** (1947) 463–470.

Speck, O. (Hrsg.): Erwachsenenbildung bei geistiger Behinderung. Grundlagen, Entwürfe, Berichte. München, Basel: E. Reinhardt-Verlag 1982.

Spreen, O.: Geistige Behinderung. Berlin, Heidelberg, New York: Springer-Verlag 1978.

Staak, M.: Zur soziogenetischen Problematik des debilen dissozialen Jugendlichen. Mschr. Krim. **51** (1968) 124–132.

Stabenau, J. R.; W. Pollin: Early Characteristics of monozygotic twins discordant for schizophrenia. Arch. Gen. Psychiat. **17** (1967) 723–734.

Stewart, M. A.; C. Cummings; S. Singer; C. S. de Blois: The overlap between hyperactive unsozialized aggressive children. J. Child. Psychol. Psychiat. **22** (1981) 34–45.

Stoch, M. B.; P. M. Smythe; A. D. Moodie et al.: Psychosocial Outcome and CT. Findings after Gross Undernourishment during Infancy: a 20-year Developmental Study. Develop. Med. Child Neurol. **24** (1982) 419 bis 436.

Strunk, P.; V. B. Faust: Die Bewertung hirnorganischer Befunde bei Verhaltensstörungen im Kindesalter. Arch. Psychiat. Nervenkr. **210** (1967) 152–160.

Stutte, H.: Grenzen der Sozialpädagogik. Hannover, Kleefeld: AFET 1958.

Suhrweier, H.: Freizeitverhalten Hilfsschuljugendlicher. Die Sonderschule **13** (1968) 332–343.

Suhrweier, H.: Grundlagen der rehabilitationspädagogischen Psychologie. Berlin: VEB Verlag Volk und Gesundheit 1983.

Svendsen, D.: Changes in IQ Environmental and Individual Factors: A Follow-up Study of Educable Mentally Retarded Children. J. Child. Psychol. Psychiat. **23** (1982) 69–74.

Svendsen, D.: Factors Related to Changes in IQ: A Follow-up Study of Former Slow Learners. J. Child Psychol. Psychiat. **24** (1983) 405–413.

Szewczyk, H.: Tötungsdelikte durch Jugendliche mit frühkindlichem Hirnschaden. Psychiat. Neurol. med. Psychol. **26** (1974) 385–394.

Szewczyk, H.: Soziale Risikofaktoren beim frühkindlichen Hirnschaden – Versuch einer dynamischen Betrachtung, in: Aspekte des Verhaltens und der Verhaltensauffälligkeiten bei Kindern und Jugendlichen. Berlin: Humboldt-Universität, Berichte, Nr. 7, 1982, S. 64–71.

Szewczyk, H.; M. Wolf: Katamnestische Erhebungen an asozialen Jugendlichen. In: 4. Kongreß der Gesellschaft für Psychologie der DDR, Kongreßband, Leipzig, 1975, S. 100.

Tarjan, G.; S. W. Wright; R. K. Eyman; C. V. Keeran: Natural History of Mental Retardation: Some Aspects of Epidemiology. Amer. J. Ment. Defic. **77** (1973) 369–379.

Taylor, E.: Neurophysiologische Grundlagen abnormen Verhaltens. Z. Kinder-Jugendpsychiat. **9** (1981) 53–71.

Teichmann, H.; B. Heider; U. Kleinpeter: Risiko- und Kontrollkinder im Längsschnittvergleich (3. Lebensjahr). Z. Psychol. **184** (1976) 495–504.

Thannhäuser, A.: Zur Situation geistig behinderter Erwachsener aus der Sicht ihrer Mütter. Bern, Stuttgart, Wien: Verlag Hans Huber 1975, S. 145–152.

Thaut, Ch.: Emotionalität. In: *G. Göllnitz; H.-D. Rösler* (Hrsg.), Psychologische Untersuchungen zur Entwicklung hirngeschädigter Kinder Berlin: VEB Deutscher Verlag der Wissenschaften 1975, S. 145–152

Thaut, Ch.: Katamnestische Untersuchungen zur Entwicklung von hirngeschädigten debilen Kindern im jungen Erwachsenenalter. Phil. Diss. A., Rostock 1984.

Thiel, G. W.: Relationship of IQ, Adaptive Behavior, Age and Environmental Demand to Community – Placement Success of Mentally Retarded Adults. Amer. J. Ment. Defic. **86** (1981) 208–211.

Thomas, A.; St. Chess: A Longitudinal Study of Three Brain Damaged Children. Arch. Gen. Psychiat. **32** (1975) 457–462.

Tizard, J.: Longitudinal and Follow-up Studies. In: *A. M. Clarke; A. D. B. Clarke* (Eds.): Mental Deficiency. The Changing Outlook. London: Methuen 1966, S. 482–509.

Todte, E.: Die sozialanalytische und persönlichkeitspsychologische Fragestellung bei entwicklungsgestörten Kindern. Verh. 2. int. Kongr. psych. Entw.-Stör. Kindes – Alt., Wien, 1961, Part. II (1963) 62–64.

Uschakow, G. K.; G. Göllnitz; H. Eggers (Hrsg.), Beiträge zur somatopsychischen Entwicklung im Kindesalter. Jena: VEB Gustav Fischer Verlag 1973.

Uschakow, G. K.; H.-D. Rösler: Adaptation und Kompensation in der psychischen Entwicklung. In: *G. Göllnitz; J. Külz; G. K. Uschakow* (Hrsg.), Zur Kompensation und Dekompensation in der kindlichen Entwicklung. Jena: VEB Gustav Fischer Verlag 1980, S. 133–136.

Vater, D.; H. Engel: Förderungsmöglichkeiten für Oligophrene im Erwachsenenalter aus sozialpsychiatrischer Sicht. Dt. Gesundheitswesen **32** (1977) 135–138.

Vogel, H. P.: Der Einfluß frühkindlicher Hirnschäden auf Art und Verlauf psychischer Erkrankungen bei Erwachsenen. Arch. Psychiat. Nervenkr. **220** (1975) 361–371.

Wagner, K.-D.; E. Rohmann: Frühförderung von Risikokindern unter Einbeziehung der Eltern. Z. ärztl. Fortbld. **78** (1978) 181–185.

Wald, I.: Follow-up Studies in Mental Retardation. In: *Rösler, H.-D.; J. P. Das; I. Wald* (Eds.), Mental and Language Retardation – Diagnosis, Development, Rehabilitation. Berlin: VEB Deutscher Verlag der Wissenschaften 1983, S. 77–82.

Wallner, T.: Veränderungen in der Altersstruktur geistig Behinderter in Schweden zwischen 1973 und 1982. Rehabilitation **23** (1984) 106–109.

Wechsler, D.: Die Messung der Intelligenz Erwachsener. Bern, Stuttgart: Verlag Hans Huber 1956.

Weicher, A.; R. Lehnert: Auswertung forensisch-psychiatrischer Gutachten. Rostock: Med. Diplom-Arbeit 1983.

Weiss, G.; L. Hechtman: The Hyperactive Child Syndrome, Science **205** (1979) 1348–1354.

Weiss, G.; L. Hechtman; T. Perlman; J. Hopkins; A. Wefer: Hyperactives as young adults. A controlled prospective ten-year follow-up of 75 children. Arch. Gen. Psychiat. **36** (1979) 675–681.

Wender, P. H.: The minimal brain dysfunction syndrome in children. J. Nerv. Ment. Dis. **1** (1972) 55–71.

Wewetzer, K. H.: Das hirngeschädigte Kind. Stuttgart: Verlag Hans Huber 1959.

Woerner, M. G.; M. Pollack; D. F. Klein: Birthweight and length in schizophrenics, personality disorders and their siblings. Brit. J. Psychiat. **118** (1971) 461–464.

Woerner, M. G.; M. Pollack; D. F. Klein: A comparison of schizophrenic and personality disorder patients with their siblings. Acta psychiat. scand **49** (1973) 712–721.

Wood, D. R.; F. W. Reimherr; P. H. Wender; G. E. Johnson: Diagnosis and Treatment of Minimal Brain Dysfunction in Adults. Arch. Gen. Psychiat. **33** (1976) 1453–1460.

Wruck, P.: Katamnestische Untersuchungen zur psychischen, somatischen und sozialen Entwicklung von mittelgradig geistig retardierten Enzephalopathen (Imbezillen) vom Kindes- bis zum Erwachsenenalter. Rostock: Med. Diss. A 1983.

Wygotski, L. S.: Denken und Sprache. Berlin: Akademie-Verlag 1964.

Zeaman, D.; B. J. House: Mongoloid MA is Proportional to Log CA. Child Developm. **33** (1962) 481–488.